新版

手術件数1000超

専門医が教える

がんが治る人、治らない人

帝京大学
福岡医療技術学部 教授
佐藤典宏

あさ出版

はじめに

外科医としておよそ30年にわたり、多くの患者さんの診療に携わるとともに、がん研究者として、たくさんの研究論文を発表してきました。そのかたわらで、ブログや書籍を通じて、一般の人向けに、がんに関する情報発信を行ってきました。

近年はＹｏｕＴｕｂｅチャンネル「がん情報チャンネル」〈登録者約18万人〉を活用した発信もしています。

本書も、私が長年患者さんを診てきた実体験と多くの医学論文を精査した根拠（エビデンス）をもとに、がんが治る人と治らない人それぞれの共通点（特徴）を対比型で紹介しています。がんを克服するために患者さん自身が知っておくべきこと・やるべきことをお伝えしたい一心で6年前に執筆した『手術件数１００

0超 専門医が教える がんが治る人 治らない人』を【新版】としてアップデートし、まとめたものになります。

6年前に本を出したところ、好意的なご感想をたくさんいただきました。がんを患っておられる人やそのご家族の人々のお役に立てたことを、大変うれしく感じています。

しかしその後も、がんについての研究は進歩し、患者さんをとり巻く環境も変わっています。

そこで、こうした変化を受け、より新しい視点から、がんを克服するためには次の5つの力が今は必要である旨をYouTubeで紹介したところ、「もっとくわしく知りたい」「どうしたらその5つの力を身につけることができるのか教えてほしい」という声をいただき、【新版】として本書を執筆することにいたしました。

5つの力とは、次のとおりです。

受け入れ力・鈍感力
情報選択力
コミュニケーション力
体力・筋力
免疫力・腸内環境力

くわしくは本文でお話ししていきますが、それぞれの力について簡単にご紹介しましょう。

受け入れ力・鈍感力は、がんである事実を受け入れ、告知のショックからできるだけ早く立ち直り、治療へ向けて前向きな姿勢になり、検査結果などに一喜一憂しない力です。

がんになると、個人差はあるものの誰しもショックを受け、動揺します。
過度の心配や不安は精神的ストレスを高め、死亡率をも高めるという研究報告も出ており、どのようにがんと付き合っていくか、その姿勢が治療の結果に大きく影響します。治療経過や体調の波についてはあまり気にせず、「こんなこともあるさ」と少しくらい「鈍感」になって「受け入れる」ほうが、結果的にうまくいくのです。

情報選択力は、自分のがんの状況をしっかりと把握したうえで、がんについて幅広く情報を集め、自分にとってベストな治療法を選ぶ力です。

情報過多の現在、がんの情報はネットを中心にはん濫しており、「どれがいいのか」、迷ってしまうことでしょう。ですが、迷いがあると治療に集中できなくなってしまいます。あふれる情報の中から、正しいもの、あるいは自分に合うものを選択することで、治療に前向きにとり組むことができます。

コミュニケーション力は、主治医およびまわりの人と円滑なコミュニケーションをはかり、味方にする力です。

がんの治療には、患者さんと主治医の信頼関係にもとづく共同作業が欠かせません。また、がんを克服するためには、患者さん1人の力だけでなく、家族を含め、まわりの多くの人のサポートが必要です。そのつながりを保つべくコミュニケーション力が必要なのです。

体力・筋力は、患者さんが治療をのりきり、生活の質を保つうえでなくてはならない要素です。

がんを克服するためには、筋肉の量と筋力が重要であるというデータが増えていますし、実際に、がんの診断後に筋肉の量や筋力を維持できた人は、がんの治療がうまくいって、長生きするという研究結果があります。散歩をするなど、体に負担のないトレーニングを日々、短時間やっていきましょう。

免疫力・腸内環境力は、その名のとおりです。

がんを克服するためには、適切な治療のみならず、患者さん自身の免疫力が不可欠であることがあらためて確認されつつあります。

がんの治療中は、がん自体の影響や治療の副作用などで、患者さんの免疫力は低下しがちです。免疫力の低下は、がんの進行、再発、そして死亡率の増加につながります。

また、腸内環境は免疫に深く関係しており、腸内細菌のバランスが乱れた患者さんでは治療がうまくいかずに生存率が低下することが報告されています。

がんに対する免疫の攻撃力を高めるのは難しいものの、腸内環境を整えることで、免疫のシステムを維持することができます。腸内環境力を高めることが、がん克服につながると考えています。

本書では、この5つの力にフォーカスし、「がんが治る人・治らない人の違い」について、実際の症例や最新の研究結果（エビデンス）を交えてくわしく解説しています。

「がんが治る人」の特徴については、ご自身でできることからどんどんとり入れていただき、一方で「がんが治らない人」の特徴については反面教師にしていただきたいと思います。

たとえ今のあなたに「がんが治らない人」の特徴に当てはまるものが多くあったとしても心配いりません。

本書でおすすめしている方法で5つの力を身につけていくことで、「がんが治る人」に近づき、変わることができます。

ぜひ、「がんが治る人」になってください。

がんを克服して明るい未来を勝ちとるために、本書が少しでもお役に立てるなら、これに優る喜びはありません。

2024年12月

佐藤典宏

第2章 がんを治すための正しい「情報」の集め方・選び方（情報選択力）

第3章 がんを治す人は「コミュニケーション力」で味方をつくる

第4章 手術・治療をのりきるための「体力・筋力」

第5章 がんを治す人は、こうして「免疫力・腸内環境力」を高める

第1章

患者の「受け入れ力・鈍感力」が、その後を決める

がんである事実を受け入れ、前向きな姿勢になる「受け入れ力」、そして検査結果に一喜一憂することなくブレずにいる「鈍感力」、この2つがあるか否かで、がん治療の経過は大きな差が出ます。がん治療を始めるうえで最も大切な力といってもいいでしょう。

がんが

治る人

がんを受け入れ、
治療に前向きに臨む

治らない人

がんを受け入れられず、
引きこもる

まず、「がんが治る人」の共通点は、がんになった現実を「受け入れる力」をもっていることです。

ひと昔前は、患者さん本人に対してがんを告知しないこともよくありました。がんが今ほど身近でなく「がん＝死」のイメージが強かったことから、がんであることに大きなショックを受け、気力を失い、治療に前向きになれない人が多かったためです。

「がん」ではなく、「潰瘍《かいよう》」とウソの病名を告げたり、「放っておくと〝がん〟になるから、今のうちに切除しましょう」と伝えたり、あいまいな説明をすることもありました。

特に高齢の進行がん（がんが大きくなっていたり、できた場所から広がっていて、治りにくいがん）の場合、医師は家族にだけがんであることを伝え、患者さん本人には告知をひかえる傾向にありました。

しかし現在は、十分な説明をし、患者さんが同意してから医療行為を行うことが当たり前になったことから、「本人へのがん告知」は治療を始めるうえでの必須条件になりました。

がんを告知されたとき、多くの患者さんは少なからずショックを受けます。まず、知っておいてほしいのは、**「落ち込むのは当たり前の反応で、決して患者さんが弱いからではない」**ということです。

たとえ、以前からがんと思われる症状を自覚していたり、検査結果を待っている間にある程度覚悟をしていたりしても、実際に告知されることで受ける衝撃は相当なものです。

頭の中が真っ白になり、自分ががんであることを信じようとしなかったり、否定しようとしたりする心の動きが起こります。気持ちが落ち込み、何も考えられない状態が続くこともあります。

人によって差はありますが、しばらくすると、沈んだ気持ちが上向きになり、「がんを患った現実」を受け入れることができるようになります。個人差はありますが、1～2週間かかると言われます。現実を受け入れられるようになってから治療を始められるとよいでしょう。

ただし、中には、精神的な落ち込みがひどく、食事がほとんどとれなくなったり、仕事がまったく手につかなくなったり、日常生活に支障をきたす人もいます。

私の患者さんにも、がん告知の後、家に引きこもってしまい、入院日までまったく家を出なかった、という人がいました。

このような状態を「適応障害」とよび、患者さんのおよそ3割は適応障害になり、そのうちの何割かは「うつ病」になるといわれています。このような患者さんは、がんによる死亡率が高くなる、という報告もあります。

告知後の落ち込みが強く、引きこもってしまうと、がんの治療に様々な悪影響をおよぼします。

意識が「がん」のことばかりに集中すると、精神的な苦痛、ストレスで免疫力が低下します。体を動かすことが少なくなるので、当然、筋肉も減ります。さらに、食欲もなくなり、栄養状態も悪化する恐れがあります。

第4章でくわしくお伝えしますが、がん治療前に筋肉（骨格筋）の量や筋力が低下している患者さんは、手術や抗がん剤治療後の合併症や副作用の発生リスク、さらには死亡率が高まることがわかっています。ですから、引きこもったまま、治療に突入することだけは、絶対に避けないといけません。

まずは、がんになったら家族や親しい友人などに、不安な気持ちを話してみましょう。人に相談することで頭の中が整理され、心が落ち着きます。気晴らしに、自然の中に出かける、散歩する、趣味のスポーツをする、あるいは好きな映画やテレビ番組を見るなど、リラックスし、気持ちがよくなることをしてみましょう。

それでも、１日中落ち込んだ状態になり、告知から2週間以上続く場合、専門医（心療内科、精神科、あるいは精神腫瘍科の医師）の受診をすすめます。

家族ががんと告知され、引きこもりがちになっていると感じるときは、主治医に相談してみましょう。対応策を考え、必要な場合は専門医受診の手配をすすめてくれるでしょう。

主治医に話しにくい、話してもとり合ってもらえないなら、看護師、あるいは、

「がん相談支援センター（全国のがん診療連携拠点病院などに設置されているがんに関する相談窓口）」のスタッフに相談する、お近くの**心療内科や精神科のクリニック（メンタルクリニック）**を直接受診するのもいいでしょう。

日本ではこれまで、患者さんの心のケアが軽視されてきたため、心療内科や精神科は敷居が高いと感じたり、受診を嫌だなと思ったりするかもしれません。しかし、落ち込みが続く状態では生活にも治療にも支障がでますし、治療もうまくいかないでしょう。

がんを克服するためには、告知後の落ち込みから1日でも早く立ち直ることが大切です。遠慮せずに専門医や専門機関に頼り、積極的に心のケアを受けるべきなのです。

がんが

治る人

いつも最良のシナリオを心に描く

治らない人

いつも最悪のシナリオを心に描く

がんの告知を受けたほとんどの人が、〝死〟を意識します。たとえ早期がんであっても、死のイメージがつきまといます。進行がんではなおさらです。

これは、昔からある「がん＝死」という、誤った固定観念のせいでしょう。

たしかに、ひと昔前は有効な治療法が少なく、がんは死の病でした。

がんになったドラマの主人公は必ず最後には死にますし、がん闘病を告白した有名人が数カ月後に死亡した、というニュースが流れることもめずらしくありませんでした。

「がん」と告知されると、こうしたシーンが思い浮かんでしまい、主治医から「治療がうまくいけば、治る可能性が高い」と言われたとしても、最悪のシナリオを考えてしまうのは自然なこととも言えます。

あえて最悪の事態を想定し、何が起きても対応できるように心の準備をしておきたいと思う人がいるかもしれません。

たしかに準備は大切です。しかし、患者さんが思い描く最悪のシナリオは、誤ったがんのイメージや思い込みにもとづいており、とり越し苦労になることが多いのです。

✔がん患者の6割近くは治る

最近は医療の進歩でがんの治療成績が格段に向上し、「がん＝死」はすでに過去のものになりつつあります。

国立がん研究センターによる最新のデータでは、がん患者全体の5年生存率はおよそ70%、10年生存率は60%近くまで向上している、という結果でした。

つまり、**患者さんの6割近くは治る**ということです。

実際に、手術によってがんが完全に切除でき、その後5年、10年と再発なく元気にお過ごしの患者さんをたくさん見てきました。さらに、ステージ4の進行がんと診断された患者さんが、抗がん剤と手術の組み合わせの治療によって完治したケースもあります。

今や「がん＝治る病気」、あるいは上手に共存できれば「がん＝長生きできる病気」とさえ言える時代なのです。

また、「がんになると必ず痛みに苦しむ」といった誤解がありますが、がんはそれ自体は痛みません。

痛みが出てくるのはがんが大きくなって神経を圧迫したり、骨に転移したり、あるいは臓器を巻き込んでトラブルを起こしたりした場合にだけですし、痛みが出たとしても、**鎮痛剤の進歩で、がんの痛みはほぼ完全にコントロールできる**までになりました。

最近では、がんの痛みに対しては「オピオイド」という医療用の麻薬を使います。「麻薬を使うと依存症になる」「麻薬を使うと寿命が短くなる」、あるいは「麻薬を使う＝末期」と思う患者さんが多いのですが、これらはすべて誤解です。

適切に使えば、中毒になることはほとんどなく、寿命が短くなることもありません。ちなみに、早期のがんの場合でも、痛みの強さに応じて麻薬を使うことがあります。「痛みに苦しみながら死んでいく」というがんのイメージは、今や現実からかけ離れたものなのです。

事実ではないことを思い描き、心を疲れさせてしまうのはもったいないことです。

「望まないこと」を考えると現実になる

「望まないこと」ばかりを考えているとそれが現実になることが、脳科学的にも証明されています。『自動的に夢がかなっていくブレイン・プログラミング』（サンマーク出版）によると、脳には入ってくる情報をふるい分けて、意識を向ける優先順位を決める、脳幹網様体賦活系《のうかんもうようたいふかっけい》、通称「ＲＡＳ（Reticular Activating System）」というしくみがあるといいます。

「望まないこと」ばかりを考えていると、ＲＡＳはその「望まないこと」を探し続けることになります。その結果、まさに最悪の事態が引き起こされるというわけです。

逆に、「望むこと」だけを考えると、RASは「望むこと」が現実になるまで全力で探し続けるのです。

たとえば、ある高級スポーツカーがほしくなったとします。すると、車で路上を走っているとき、必ずそのスポーツカーが目につくようになります。とはいえ、急にそのスポーツカーが増えたわけではありません。「このスポーツカーがほしい」と望むことで、RASが意識を全面的にそのスポーツカーだけに向かわせ、それ以外の車に意識が向かなくなるからなのです。

がんを告知されたら、**心から望む最良のシナリオを描きましょう。**

「手術が成功して、がんが完全に治る」
「抗がん剤が効き、がんが消滅する」
「5年生存率が10%と言われたが、その10%に入って長生きする」

「がんを克服して、毎年、家族と海外旅行に出かける」
「がんが完全に治って、仕事をバリバリこなしている」
「がんを克服して、第2の人生を趣味に生きる」

など、なりたい自分や、やりたいことを自由に描くのです。

先ほど紹介した『自動的に夢がかなっていくブレイン・プログラミング』の著者の1人、アラン・ピーズは、47歳のときに進行性の前立腺がんと診断されます。手術に臨むもがんをすべてとりきれず、医師から「余命は約3年。（この状態で）生き残る人はわずか3％」と言われてしまいます。

しかし、彼は「先生、私はその3％のグループに入ることにします！」と宣言し、RASにがんが治った自分を書き込み、意識させます。

その結果、彼はがんを克服し、16年以上も生きることができたのです。

進行がんで、統計的には生存率が低いとしても、〝**生き残る**〟**と脳をプログラミングする**ことで現実になることを、自ら証明してみせたわけです。

がんになっても前向きに治療に臨み、希望をもって毎日を過ごし、最悪のシナリオではなく、心から望む最良のシナリオを心に描き続けましょう。

がんが

治る人

がんを克服する「解決策」を考える

治らない人

がんになった「原因」ばかりを考える

人は困難な問題に直面したとき、「何でこんなことが起きてしまったのか」と過去の自分を責めたりすることが多く、その解決策までは意識が向きません。問題を解決するためにこれからどう対応していけばよいか、前向きな考えがなかなか浮かんできません。

実際、がんを告知された患者さんも、がんになったということばかりに意識が向いてしまい、克服するための「解決策」に気持ちが向かない人がほとんどです。もちろん、問題の解決策を考えるうえで、その原因についても考える必要はあります。

しかし、**がんの原因は1つではありません**。

がんは遺伝的な素因（生まれながらの遺伝子の異常）、加齢、ＤＮＡの複製エラー（細胞がＤＮＡをコピーする際に生じるエラーのこと）、感染、免疫力の低下、発がん物質への暴露、生活習慣（喫煙・飲酒・食事・運動）など、多くの因子が複雑にからんで発症します。

一概に、これまでの生き方が悪かったからがんになったとは言えないのです。

もちろん、喫煙や過度の飲酒、食生活の乱れががんの成長を早めたかもしれません。だとすれば、これまでの生活習慣を反省し、切り替えることは大切です。ただし、がんになったことを悔やんだり、自分を責めたり、あるいはがんの原因を探ることばかりに意識を集中したりしたところで、明確な答えは得られないでしょうし、がんが治るわけではありません。

これからどうするべきか、といった解決策に目を向けるべきなのです。

『あなたの潜在能力を引き出す20の原則』(ディスカヴァー・トゥエンティワン)の中では、障害物に直面したときに成功者が適用するという「90対10のルール」を紹介しています。

これは、意識の10%だけを問題に向け、残りの90%を解決策に向けて、その障害物をのりこえるのに必要な行動を起こすということです。

ですから、がんになったときは、原因について考える時間をなるべく減らし、「がんをどうやって克服するか」という解決策について考えるようにしましょう。がんについての情報を集め、どの病院でどのような治療を受けるべきかをじっくり考えてください。

食生活が乱れていると思ったら、どうやったら改善できるかを考え、運動不足だと思ったら、毎日体を動かすことを考えましょう。

もし日常生活で強いストレスを感じているのであれば、どうやってその問題を解決するかに集中してください。

過去から未来に目を向け、これからがんを克服するためにはどうしたらいいかについて考えていきましょう。

がんが

治る人

鈍感になって心配しすぎない

治らない人

経過に一喜一憂し、落ち込む

がんの治療は、うまくいくことばかりではありません。

治療の効果が思わしくないこともあります。

治療中や治療後に腫瘍マーカー（血液や尿などで測定する、がん細胞によって作られる物質。腫瘍マーカーの値は、一般に体の中にあるがんの量が増えると高くなり、減ると低くなる）の値が上昇して不安になる日もあるでしょう。

あるいは、体調がすぐれない日もあるでしょう。

少しでもよくない変化が起きるたび、よくない未来を想像し、心配して落ち込む患者さんがいらっしゃいます。

治療がうまくいってほしいと願う患者さんにとって、不安や心配になったりすることは当然の反応ですが、過度の不安・心配は、精神的ストレスを高めて、死亡率を高めるという報告があります。

一方で、治療を続けていると、よい結果が出る日もあります。

それは、医師としてもうれしいことです。

ただ、ちょっとでもよい変化があると、うれしさのあまりテンションが高くなりすぎる患者さんもいらっしゃいます。

そういう人は、よかった結果が少しでもよくないほうに変化すると、とたんに落ち込んでしまいます。

実は、ポジティブな気持ちであってもテンションが高すぎると精神的ストレスが高まることがわかっています。さらに、テンションが高いところから落ち込むと、その気持ちの落差により心がストレスを感じてしまいます。

治療経過や体調の波はあくまで一過性のもの。

「こんなこともあるさ」「こんな日もあるさ」などと、気にすることなく少しばかり鈍感になりましょう。

極端な話、検査結果をもらったとしても、主治医から検査結果や治療法などについての説明がない限りは、くわしく調べてみたり不安になったりする必要はないのです。

実際に、がんを克服して長生きしている人は、一喜一憂することが少なく、ネガティブなことがあっても、あまり引きずりません。いくら悩んでも、がんがよくなるわけではないからです。

心配になってしまったときは、遠慮せずに主治医や看護師に相談しましょう。1人で心配していると、どんどんネガティブになってしまうものです。

悩んでも仕方ないことにこだわりすぎず、筋力の維持や食事の工夫など目の前のできることをコツコツとやっていきましょう。

がんが

治る人

まわりの人を頼り、
感謝できる

治らない人

まわりの人に相談せず、
1人で抱え込む

人は1人では生きていけません。

がんを克服するには、患者さん1人の力だけでなく、まわりの多くの人の支えが必要です。

そうはいっても、「家族やまわりの人に、心配や迷惑をかけたくない」と思うかもしれません。

その気持ちも痛いほどわかりますし、実際にそういう患者さんとお会いしたこともあります。

では、あなたのまわりの人々に目を向けてみましょう。

家族やまわりの人も、きっとあなたの役に立ちたいと思っています。最も頼りになる応援団は家族です。ときには甘えることも必要です。

愛する家族、特に配偶者（妻や夫）や子ども、あるいは孫がいることは、「絶対に生きよう」という気持ちを高め、がんを克服するための勇気やパワーになります。

多くの研究で、配偶者がいる患者さんは、未婚または配偶者と死別した独身の患者さんに比べて死亡リスクが下がり、より長く生きることが報告されています。

がんの自然寛解の研究で有名な、米国のケリー・ターナー博士は、著書『がんが自然に治る生き方』(プレジデント社)の中で、ステージ4を含めたがんが劇的に治った「がんサバイバー」が実行していた9つのことを紹介しています。

この中の1つに、「周囲の人の支え(サポート)を受け入れる」というものがあります。

これは、大切な人に〝愛されている〟と実感することで、免疫システム(病原体が体の中に入ってきたときにいち早く反応して病原体を攻撃し、病原体が急激に体の中で増えないように抑え込もうとするはたらき)が向上し、がんなどの病気の治癒を促す効果がある、ということです。

逆に、まわりに支えてくれる人がいないと感じる「孤独感」が、がんの死亡率を高めるというデータも紹介しています。

ただし、がんになったからといって、家庭での役割や仕事をすべて放棄したり、家族に押しつけたりしていい、ということではありません。どんな状況でも、自分が家族のために役に立っている、あるいは家族に必要とされていると思える状態であることが大切です。

家庭での自分の役割はできるだけ放棄せず、自分でできることは続けましょう。そして、家族への感謝の気持ちを忘れずにもち、伝えましょう。

がんになっても仕事を辞めなくていい

がんになると、今までと同じように職場ではたらけなくなる場合があります。がんになって仕事を辞めてしまう人がいますが、できる限り仕事は続けたほうがいいでしょう。

仕事が生きがいになることもありますし、職場の仲間とのコミュニケーションが精神的な支えになることもあります。また、がんの治療にはお金がかかります。経済的にも収入源をもち続けることは大切です。

がんになってもはたらける社会を目指し、厚生労働省は2016年、「事業場における治療と仕事の両立支援のためのガイドライン」を公表しました。このガイドラインは治療が必要な病気を抱える労働者が、仕事によって病気が悪化しないよう、仕事場における環境整備、個別の労働者への支援などの取組みをまとめたもので、これからは、患者さんが治療と仕事を両立できるよう、企業をはじめ社会全体で支援する時代がくると思われます。

上司や人事部、あるいは産業医に相談し、仕事の時間や量を調整してもらいましょう。できないことや手伝ってほしいことははっきりと伝え、職場のまわりの人に勇気をもって甘えることも大切です。もちろん、感謝の気持ちを伝えることは忘れないでください。

また、がんについての様々な悩み、たとえば治療、生活、仕事、お金などに関する相談は、「**がん相談支援センター**」や、日本対がん協会の「**がん相談ホットライン**」に相談してみましょう。利用できるものは何でも利用して、がんの不安を減らしていきましょう。

不安や悩みを抱えたままではがん治療に専念できませんし、治療もうまくいかない可能性があります。とにかく、心配なことは何でも相談することです。

がんを克服するためには、誰かに助けを求めることも大切なことです。

「みんなに協力してもらって一緒にがんを治す」と考えましょう。

がんが

治る人

がんになって「得たもの」に気づく

治らない人

がんになって「失ったもの」にとらわれる

がんになった人の多くが、「がんになったことで失ったもの」にばかり、とらわれてしまいます。

たとえば、「時間」です。入院や外来通院には時間がかかるので、大切な時間を失うことになります。

がんの治療には医療費もかかるので、「お金」を失うことにもなります。会社での「地位」ばかりか「仕事」そのものを失う人もいるかもしれません。

がんになったことで、「親友や仲間」「信頼していたパートナー」との関係がぎくしゃくしてしまい、疎遠になってしまうかもしれません。

摘出手術によってその「臓器の機能」を失うことがあるでしょうし、後遺症が残るかもしれません。

今までどおりの「食事」ができなくなる人もいるでしょう。

「がんになって、今までの幸せで平穏な暮らしを失った……」とおっしゃった患者さんも実際いらっしゃいます。

喪失感や絶望感は、やはり精神的なストレスになり、生活の質の低下を招き、うつ状態となったり、がんの治療を続けられなくなったりすることも起こりえてしまうのです。

✓がんになって気づく〝大切なこと〟がある

みなさんは、「キャンサーギフト（cancer gift）」という言葉をご存じですか？

文字どおり、「がんからの贈りもの」です。つまり、がんになったことで、はじめて気づく大切なことです。

実は「がんになってよかった」と言う患者さんは少なくありません。

「がんになってよかったことなんて、あるはずがない」「キャンサーギフトなんて、きれいごとに過ぎない」と思う人もいるでしょう。

でも、よく考えてみてください。

今あなたががんになっているとしたら、がんになったからこそ、はじめて気づいた大切なことはありませんか？

たとえば、「生きていることの喜び」「1日1日の大切さ」「家族の愛情」「まわりの人のやさしさ」「健康のありがたみ」「食べもののおいしさ」「何気ない風景の美しさ」など、どんな些細なことでもかまいません。

たった1つでもいいので、探してみてください。

そして、**キャンサーギフトに気づいたら、その都度メモ帳や日記、ノートに書き込んでください。**

いつの間にか、キャンサーギフトのリストで、いっぱいに満たされているかもしれません。

✓「進行胃がん」でも幸せを実感するIさん（70代女性）

Iさんは進行胃がんとなり、胃の切除術を受けてもうすぐ5年になります。彼女はがんになってから、「悔いなく生きたい」と毎月のように温泉旅行に出かけるようになったそうです。

いつも笑顔で外来の診察室に入ってこられては、「温泉につかり、気の合うお友達とおしゃべりし、おいしい海の幸や山の幸をいただくことが最高に幸せ」とお話ししてくれます。

胃を切除した影響で多くは食べられないそうなのですが、楽しいためについつい食べ過ぎてしまい、後悔することもあるとのこと。

彼女は、「もし、がんになっていなければ、こんなに幸せな経験をすることはなかったかもしれない。本当にありがとうございました」と感謝の気持ちをもち続けています。

キャンサーギフトに気づくことで、少しでも精神的な苦しみから解放され、がん治療への前向きな気持ちが生まれます。

がんを克服した人の多くが、このキャンサーギフトに気づき、いつも感謝の気持ちをもっています。いつでも誰かに「ありがとう」と伝えています。自分を支えてくれる家族や友人、医師や看護師に感謝し、自分が今、生きていることに感謝しています。そして、感謝の気持ちをもち続けながら、より充実した、心豊かな人生を歩んでいるのです。

他にも、患者さんの闘病記などでは、いろいろなキャンサーギフトが紹介されています。

たとえば、次のようなものです。

・がんになり、思わぬ自分の役割が見つかることがある
・「死」を意識することで、「生」がますます充実する
・自分にとっての生きがいを考えることが、人生の幸福を追求するきっかけになる
・人間は1人で生きているのではなく、人に支えられて生きているということに気づく
・がんになったことをきっかけに、これまでの人生とは違った第2の人生を始

めることができる

もし、あなたが患者さんだったとしたら、あなたにとってのキャンサーギフトは何ですか？

探してみてください。

第2章

がんを治すための正しい「情報」の集め方・選び方（情報選択力）

医療の進歩にともない、がん治療はますます多様化し、治療の選択肢は増え続けています。こうした新しい情報は、治療に対してポジティブな印象を与える一方、宣伝目的の誤った情報も少なくなく、鵜呑みにすると危険にさらされる可能性もあります。がんを克服するためには、世の中にあふれているがんについての多数の情報の中から正確な情報を集め、吟味し、自分にとってベストの治療を選ぶ力が必要です。

がんが

治る人

多くの選択肢から自分に適したがん治療法を選ぶ

治らない人

目にした情報を自分で集めようとしない

がんの治療で最も重要なことは、**信頼できる情報を幅広く集めたうえでよく考え、自分に最も適した治療法を選ぶこと**です。

当然ですが、どの治療を選ぶかで結果が変わってきますし、ときには生死がわかれることもあります。

医学の進歩とともに、がんの治療体系は日々変化しています。より効果的な治療法が次々と登場し、選択肢が増え、複雑化しているのが現状です。

多くの場合、1つのがんに対し治療法は1つだけではありません。様々ある治療法のうち、どれを選ぶか決める必要があります。

有効な治療の選択肢が増えることは、患者さんにとってはいいことなのですが、一方で、選ぶことが難しくなるというデメリットもあります。

では、どのようにしてベストの治療法を選べばいいのでしょうか？

ここでは、現在日本国内で受けることができる治療法について解説します。

言葉の意味を正しく知っておくことで、自分に適した治療法が何かを判断する際に役立ちます。保険適用かどうかなど、治療環境に影響することもありますので、確認しておきましょう。

がんの治療法は、おおまかに

標準治療
非標準治療

の2つに分かれます。

最も効果が高いのは「標準治療」

標準治療は、名前からは、「様々な治療がある中での〝並〟あるいは〝ふつう〟の治療」のように誤解されがちですが、科学的な証拠にもとづいて、その時点で最も効果が高いことが示されたベストの治療法のことです。

実際の患者さんを対象とした**臨床研究でお墨付きをもらった治療法であり、公的医療保険が適用**されます。

いわゆる三大治療とよばれる**手術、抗がん剤治療、放射線治療**、そして最近では一部のがんに対する**免疫治療（免疫チェックポイント阻害剤）**も含まれます（民間のクリニックで行われている免疫療法〔非標準治療の一種〕とは異なりますので注意が必要）。

標準治療以外はすべて「非標準治療」

一方、非標準治療は、**標準治療以外のすべての治療法**のことです。**先進医療**や**代替医療（補完代替医療）**、**国内未承認の新薬を使った治療**などが含まれます。

たとえば、臨床試験（治験）で効果を判定中の抗がん剤、高度先進医療として位置づけられている特殊な放射線治療（粒子線治療など）が非標準治療となります。

また、活性化リンパ球療法、NK細胞療法、樹状細胞ワクチンなどの免疫療法、温熱療法、漢方、健康食品やハーブ、サプリメント、鍼・灸、マッサージ療法、ヨガ、食事療法（玄米菜食、ゲルソン療法、ケトン食など）、心理療法（イメージ療法）、気功療法などの補完代替医療とよばれる治療法も含まれます。

この他にも高濃度ビタミンC点滴療法、放射線ホルミシス効果、酵素風呂、水素療法といった民間療法もあります。

非標準治療は、がんに対する効果が期待される、あるいは実際に効果があったケースが存在することはわかっていても、臨床試験などでその有効性がきちんと証明されていない（治療効果を比較した試験のデータがないなどといった）治療法です。

注意していただきたいのは、代替医療には落とし穴があるということです。次の治療法がないと言われた患者さん、あるいは、標準治療では治癒が難しい進行がんの患者さんに多いのですが、ネット検索や知人からの紹介等で代替医療ビジネスにだまされてしまうことがあります。

がんの治療についてネットで検索すると、上位表示されるウェブサイト（多くは広告の枠）の中に高額な民間療法に誘導するサイトがあります。「体にやさしい」「副作用がない」「ステージ4でもあきらめない」など、耳ざわりがよい言葉が並んでいますので、受けてみたくなる気持ちはわかりますが、効果がないばかりか、副作用でむしろ寿命を縮めてしまう危険性もあります。

あるいは、そもそも臨床試験などで効果を比べることができない治療もあります。

先進医療は「最先端の治療」というわけではない

ちなみに、先進医療はその名前から標準治療よりもすぐれた最先端の治療と誤解されることが多いのですが、実際には**「試験段階の治療」**のことです。

つまり、現時点では効くかどうかわからない治療法であり、もし効果が証明されれば標準治療へ昇格しますが、十分な効果がないと判断されたときはお蔵入り、または非標準治療のままとなる可能性があります。
非標準治療の多くは公的医療保険の適用外となり、受診料なども含めて費用は全額自己負担になります。

このように、今のがんの治療は、標準治療から非標準治療（先進医療や代替医療）にいたるまで多岐にわたります。また、がんに対する治療法の選択肢は増え、かつ複雑になっているのです。

たとえば、分子標的薬（特定の分子をターゲットにしたがん細胞だけを攻撃する薬）や、免疫チェックポイント阻害剤（免疫のブレーキをはずし、がんに対する免疫力を高める薬）などの新しい薬が次々に開発されています。

また、体幹部定位放射線治療（ＳＲＴ／ＳＢＲＴ）や強度変調放射線治療（ＩＭＲＴ）、さらには重粒子線や陽子線といった放射線を使う粒子線治療など、放射線治療の進歩もめざましいものがあります。がんの手術も鏡視《きょうし》下《か》手術やロボット支援手術など、体に負担の少ない手術法が普及してきました。

がんの治療法は日々進化しており、ますます多様化しているのです。

主治医は、自分の専門分野の治療法（外科なら手術、内科なら抗がん剤）についてはくわしく説明してくれるかもしれませんが、非標準治療まで含めたすべての治療法については教えてくれないでしょう。

これは、多くの医師が非標準治療に懐疑的あるいは否定的であることに加え、日々の診療に追われ、自分の専門分野以外の治療法について勉強する時間がないためです。

このような状況では、患者さん自身が、最新のがんの治療法についての情報を集め、その中からベストの治療法を選び出す必要があります。目にした情報を自身で積極的に集めないことには、適した治療法は見つかりません。

では、どのようにしてがんの情報を集め、吟味し、治療法選びに役立てるかについて、これからくわしくお話ししましょう。

がんが

治る人

家からの距離・専門性・治療患者数で病院を選ぶ

治らない人

限られた情報で病院を選ぶ

病院選びは、がん治療の成否のカギをにぎる、最も重要なイベントであるといっても過言ではありません。最もよい治療を受けるためには、最もよい病院を選ぶ必要があります。

とはいえ、どうやって自分にとってベストの病院を選べばいいかについては、あまり知られていません。限られた情報の中から病院を選ぶという人も多いでしょう。

これまで様々な病院に勤務し、長年がんの診療に携わってきた私がおすすめする方法は、いたってシンプルです。

それは、次の3つの条件を満たす病院を選ぶことです。

①自宅から通える病院
②スタッフや設備がそろった「がん診療連携拠点病院」
③自分と同じ種類（臓器）のがんの治療患者数が多い病院

まず大切なのは、**自宅から通える病院**であることです。理想的には、**片道1時間以内**で通える範囲にある病院がいいでしょう。

がん治療のための通院は、通常1、2回で終わることはありません。手術を受けたとしても、術後の抗がん剤治療や放射線治療のために何度も受診しなければならないことがあります。

また、少なくとも5年間は、定期的に再発のチェックのために通うことが必要です。

調子が悪くなったときに、緊急で受診することもあるかもしれません。ですから、できるだけ自宅から近い病院を選ぶほうが便利でしょう。

ただし、高度の技術を要する専門性の高い手術や、限られた施設でしか行っていない特殊な治療は、遠くの病院でしか受けられない可能性があります。

この場合も、できるだけ**自宅の近くの急患対応や定期検査（たとえばCTや血液検査など）ができる病院を確保しておき、緊急の場合に備える**ことをおすすめします。

次に、全体として**患者さんの診療経験が豊富で、スタッフや設備がそろった病院**であることが必須条件になります。

このためには、地域の**「がん診療連携拠点病院」**から選ぶのがいいでしょう。

「がん診療連携拠点病院」とは、全国どこでも質の高いがん医療を提供することができるよう、国が指定した専門的ながんの医療機関で、全国に461か所あります（令和6年4月1日現在）。

71ページの手順で見つけられる「がん診療連携拠点病院」は、基本的には質の高いがんの診療を提供できる病院ということになっています。しかし、実際には、病院間での医療レベルに格差があることも事実です。

また、すべての病院がすべての種類のがんを幅広く診療しているわけではありません。病院によって専門性が異なり、特定の種類（臓器）のがんの治療だけを、たくさん手がけているところもあります。

たとえば、消化器（胃や大腸）がんの手術例数が多い病院もあれば、肺がんの手術例数が多い病院もあります。乳がんの治療に特化した病院もあれば、血液がん（白血病）に対する抗がん剤治療の経験が豊富な病院もあります。

あなたのがんの種類について、**病院での診療件数**（たとえば1年間に実施した手術例数）を比べ、**できるだけ患者数が多い**病院を選ぶようにしましょう。

手術例数が多い専門施設（病院）のことを「**ハイボリュームセンター（high-volume center）**」とよびますが、ここで手術を受けたほうが、合併症が少なく、死亡するリスクも低くなることが、多くの研究で示されています。

病院ごとの患者数を調べるためには、インターネットや雑誌などの病院ランキングが参考になります。

最近では多くの病院が、がんの治療（手術）件数や治療成績（生存率など）について、それぞれのホームページに掲載しています。これらを利用して、候補となる病院のがんの診療実績（診療患者数）を比較検討しましょう。

「がん診療連携拠点病院」の探し方

下記のウェブサイトの中にある「病院を探す」ページで、近くの「がん診療連携拠点病院」を簡単に調べることができる。

厚生労働省のホームページ内「がん診療連携拠点病院等」

http://www.mhlw.go.jp/stf/seisakunitsuite/bunya/kenkou_iryou/kenkou/gan/gan_byoin.html

国立がん研究センターが運営する「がん情報サービス」

https://ganjoho.jp/public/index.html

【検索例】

①国立がん研究センターが運営する「がん情報サービス」にアクセス。

②画面右側「相談先・病院を探す」をクリック。

③「がん診療連携拠点病院などを探す」をクリック。

④都道府県や病院の種類を選択し下の「検索」をクリックすると、診療実績（院内がん登録にもとづく初回治療数）や、専門医師数などが参照できる。

下記ウェブサイトから、包括医療費支払い制度（DPC）を利用した全国の病院における、がんの種類別の患者数ランキングを簡単に調べることができる。

病院情報局

https://hospia.jp/

Caloo

https://caloo.jp/

がんが

治る人

信頼できるところから
情報を集める

治らない人

あいまいな情報や、
間違った情報に振り回される

がんについてのおもな情報源には、主治医、様々な種類のがんに関する知識や情報を提供するガイドライン、書籍あるいはインターネットがあります。

主治医に確認しておくべきこと

主治医から、現時点での診断と考えられる治療法について、まずくわしく説明してもらいましょう。次のことは、必ず確認するようにしてください。

①がんの部位および進行度（ステージ）

がんがどこの臓器のどの部位にあるのか、そして、どのくらい進行しているか（ステージ）を聞きます。

一般的に、がんのステージは、腫瘍の大きさや広がり、リンパ節転移の有無、および離れた臓器への転移の有無で決まります。

日本では、『癌取扱い規約』というルールブックにしたがって、ステージ分類します。

②主治医がすすめる治療法と代替案（それ以外の治療法）

主治医が最もすすめる治療法はどれか、また、その理由について聞きましょう。それ以外の考えられる治療法についても確認します。

③治療の目標（根治・延命・緩和）

がん治療の目標は、大きく分けて、

- **根治（がんを完全に治すこと）**
- **延命（がんの進行を抑え、できるだけ長生きすること）**
- **緩和（がんにともなう症状や苦痛を和らげること）**

の3つが挙げられます。

主治医に、治療の目標を聞きましょう。

第3章でくわしく述べますが、がんの治療中に目標が変わることもありますので、主治医とつねに現時点での目標を共有しましょう。

④治療にともなうリスク（合併症・副作用・後遺症など）

がんの治療には、必ずリスクがともないます。手術であれば合併症や後遺症、抗がん剤治療では副作用、また放射線治療では副作用や後遺症が出ることがあります。

このようなリスクについても、くわしく聞くようにしましょう。

⑤治療が効かなかった場合の対応策

もし当初の治療法がうまくいかなかった場合、次の治療手段があるのかについても確認しておきましょう。

✓標準治療をガイドラインで確認する

主治医からの情報をもとに、自分でもがんの治療法を調べましょう。

標準治療は、ガイドラインで確認することができます。

ガイドラインは、「乳がん」「肺がん」「胃がん」「大腸がん」など種類（臓器）別になっています。『＊＊がん診療ガイドライン　＊＊年版』のように、今ではほとんどの種類のがんに対応したガイドラインが出ています。

ガイドラインには、「このステージのこのがんに対しては、この治療がすすめられる」といった具合に、推奨度とともに治療法が記載されています。

自分のがん（ステージ）では、どんな治療がガイドラインですすめられているかを知っておきましょう。

ガイドラインは書店やオンラインで購入することができますし、学会（日本癌治療学会など）のウェブサイトで見ることもできます（最新のバージョンではないことがあるため注意が必要）。

乳がん、大腸がん、すい臓がんについては、医療者向けのものとは別に、患者さん向けのわかりやすいガイドライン（がんの患者さんやそのご家族が、現在行われている標準的な治療について正しい情報をわかりやすく得られるよう、最新の情報をまとめたもの）が発刊されています。

また、**ガイドラインは数年で改訂されますので、必ず最新のものを調べ、入手しましょう。**以前のガイドラインですすめられていた治療法が、新しいガイドラインではすすめられていないこともあります。

本の〝宣伝〟にまどわされてはいけない

ガイドライン以外にも、がんの診断や治療についてわかりやすくまとめた書籍は多々あります。ただ、一般の人に向けたがんの標準治療に関するものは少なく、闘病記や非標準治療（代替医療）についてのものが多いようです。

がんを克服した人の闘病記は、生活面や心構えの面で役に立つ場合もありますが、治療についてはあくまでも人によるため、参考程度にとどめておくべきです。ただし、非標準治療の本については宣伝目的のものが多く、あまりおすすめできません。

特に「＊＊だけで末期がんが消えた」といったセンセーショナルなタイトルの本は、信用できないと考えてください。

また、「がん放置論」といった標準治療や医療そのものを否定した内容の本も多いのですが、あくまでも1つの考え方として、中立的な立場で判断することが大事です。

✔インターネットの情報は、発信元に注意する

インターネットやスマートフォンの普及にともない、今はどこからでも簡単にインターネット上の情報にアクセスできるようになりました。

実際に多くの患者さん（あるいは家族）が、インターネットを利用してがんの情報を集めています。しかし、インターネット上のがんについての情報は玉石混淆《ぎょくせきこんこう》であり、信頼に値する正確な情報を発信しているウェブサイトは少ないのが現状です。

インターネットから正確な情報を集めるためには、まずは国の機関や大手の製薬会社などが運営している信頼できるウェブサイトにアクセスすることです（81ページ参照）。

インターネット上には、がんに関する情報を掲載しながらたくみに民間療法の病院や高額なサプリメントなどの広告へ誘導するウェブサイトもありますので、注意が必要です。

特に、極端な表現（この治療法、サプリメント、食べものだけで末期がんが治った、など）を使ったウェブサイトの情報に振り回されないようにしましょう。

がんを利用したビジネスにだまされずに、信頼できる情報だけを手に入れるために、普段からできるだけ多くの情報にふれ、「がん情報リテラシー」を養っておきましょう。

がんの情報サイト

国立がん研究センターが運営する「がん情報サービス」

https://ganjoho.jp/public/index.html

日本対がん協会のホームページ

https://www.jcancer.jp/

中外製薬株式会社と株式会社QLifeが運営する「がんwith」

https://ganwith.jp/

ファイザー株式会社が運営する「がんを学ぶ」

https://ganclass.jp/

日経BP社が運営する「がんナビ」

https://medical.nikkeibp.co.jp/inc/all/cancernavi/

静岡県立静岡がんセンターと大鵬薬品工業株式会社が運営する「SurvivorSHIP（サバイバーシップ）」

https://survivorship.jp/

3Hメディソリューション株式会社が運営する「オンコロ」

https://oncolo.jp/

がんが

治る人

がんを克服した人の意見や助言を精査してとり入れる

治らない人

がんを克服した人の意見や助言を聞かない(鵜呑みにする)

がんの治療法を選び続けるうえで、医師など医療者側からの情報だけでなく、実際に治療を受けた人からの情報が役に立つことがあります。

特に、治療にともなう副作用や後遺症のことは、経験した人にしかわかりません。

また、同じ境遇を乗り越えてがんを根治した〝がんサバイバー〟と接することで、「自分にもできる」「自分もがんばって絶対に治る」という前向きな気持ちになれるという利点もあります。

がんを克服した人から情報をもらう

まず、最も簡単にがんサバイバーの考え方にふれることができるのは、がんから生還した患者さんの手記（闘病記）を読むことです。

特に同じがんを克服したサバイバーの心構えや生き方は、これから治療を受ける人には励みになりますし、がんを克服するうえでとても参考になります。

『5度のがんを生き延びる技術　がん闘病はメンタルが9割』（幻冬舎）の著者である高山知朗さんは、40歳で最初のがんになり、53歳までに脳腫瘍、悪性リンパ腫、白血病、大腸がん、肺がんを経験されたがんサバイバーです。

5度にもわたるがん闘病についての経験から、がんを克服するために最も大切なことは不安や苦痛に負けない「折れないメンタル」であると述べています。

『がんステージⅣ克服　「転移」「再発」「余命告知」からの回復記録』（ユサブル）では、一般的には治癒困難とされるステージ4のがんを克服した8人の体験談が紹介されています。

「医者に治らないと言われても実際に治っている人たちは大勢いる」という事実に励まされますし、進行したがんを克服したがんサバイバー8人の闘病記を読むことで、たくさんの気づきや勇気が得られるのではないでしょうか。

家族にはわからない悩みも共有できる

可能ならば、がんサバイバーと直接会ってお話をしたり、ＳＮＳなどでつながりをもつことをおすすめします。がんを克服した人と実際にふれあうことで、闘病記よりもさらに強い希望や勇気をもらえることがあります。

また、患者さんは、ときに「家族やまわりの人には自分のつらい気持ちがわからない」という孤独感に悩まされることがあるのですが、同じ境遇を体験したがんサバイバーの話やアドバイスによって、孤独感が和らぐことがあります。

がんサバイバーと交流をもつためには、患者会（患者サロン）とよばれるお互いの悩みや不安を共有したり、情報を交換したりする患者さん同士の支え合いの場に参加するのがいいでしょう。

がん診療連携拠点病院の「がん相談支援センター（あるいは、がん相談窓口）」

で、患者会を紹介してもらうことが可能です。定期的にがん患者会を開催している病院もあります。また、病院や都道府県・市町村のホームページで、近くで開催されている患者会を探すこともできます。

✔すぐに情報がほしいときはソーシャルメディアを使う

最近では、患者さんやがんサバイバーを対象としたソーシャルメディア（SNS）のコミュニティなどもできています。がんの体験談、治療やサポートについて、様々な情報がやりとりされています。

もちろん、顔の見えないコミュニケーションには、リスクもあります。ですが、「手軽に始められる」「自宅にいながら（あるいは入院中でも）参加できる」「都合のいい時間にできる」「本音で話しやすい」というメリットもあるようです。レスポンスも早いので、すぐにでも情報がほしいときや、経験者への質問があるときなどにも便利です。

注意すべきなのは、闘病記、患者会、あるいはSNSのいずれを利用するにせよ、他のがん患者さんやがんサバイバーの意見や助言を鵜呑《うの》みにするのではなく、1つの例として冷静に受け止めることです。

がんサバイバーがすすめる治療法やセルフケアを試すときには、自分でもよく調べ、主治医と相談してからにしましょう。

たとえ、同じ種類（臓器）のがんだとしても、他人に効果があった治療が自分にも効くとは限りません。

がんサバイバーから得た考え方や情報は貴重ですが、すべての考え方や情報が正しいわけではないため、自分にとってメリットのあることだけをとり入れましょう。

がんが

治る人

「いいとこどり」で治療を進める

治らない人

1つの治療にすべてをかける

がんの治療法を決める際は、多くの情報を集めることが大切であることはここまでお伝えしてきたとおりです。

では、これらの情報をもとに、どうやって治療法を選べばいいのでしょうか？

まずは、自分のがんの現状をしっかりと把握したうえで、考えられる治療法をできるだけたくさん挙げます。

どんな治療法にも、期待される効果と望まない副作用・合併症があります。治療法によっては、公的医療保険の適用外となり、経済的負担が大きいものもあります。

治療のメリットとデメリットのバランスを考え、「**自分がどのように生きたいか**」に最も合った治療法を選ぶのがいいでしょう。

「治療効果を重視」するのか、あるいは「生活の質を重視」するのかは、患者さん個人の価値観や社会背景により違ってきます。

✓完璧な治療はない

がん根治を目指す場合、まずはエビデンスがある標準治療を優先すべきです。

ただし、手術や強力な抗がん剤など、体に大きな負担がかかる可能性がある治療の場合には注意が必要です。

特に高齢者（80歳以上）、活動量が低下した人（寝たきりの人や日常生活で介助が必要な人）、あるいは、治療中の重い持病（特に心臓や肺の慢性疾患）がある患者さんは、治療効果よりも合併症や副作用のリスクのほうが大きくなります。

このような患者さんは、治療のメリットとデメリットについて主治医とよく相談することが必要です。


また、1つの治療法でパーフェクトな効果を得ることを望まないことです。

なぜなら、**すべての患者さんに効くがんの治療法は存在しない**からです。これは、現時点での最もよい治療とされる標準治療にも当てはまります。有効率が80%という効果が高い標準治療であったとしても、20%の患者さんには効かないのです。

たとえガイドラインですすめられている抗がん剤でも、まったく治療しない場合と比べて、わずか数カ月間（あるいは数日間）しか延命効果がないことがありますし、逆に副作用で死亡するリスクもあるのです。

このようにエビデンスがあるからといって、患者さんにとって必ずメリットになるとは限らないのです。

代替医療は、標準治療の効果を高めるつもりで行う

一方で、代替医療（食事療法、サプリメント、運動療法、瞑想など）をエビデンスがないからと切り捨てるのもナンセンスです。

エビデンスがないからまったく効かないとか、役に立たない、というわけではないからです。臨床試験で効果を比べることが難しい食事療法でも、体力、筋力および免疫力を維持することで抗がん剤などの副作用を軽減したり、治療の継続につながったりすることがあります。

つまり、代替医療を通常のがん治療に加えることで、結果的に治療効果が高まる可能性があるのです。

ですから、標準治療（手術・抗がん剤治療・放射線治療）や非標準治療（代替医療）という枠組みにこだわらず、自分に合ったものを何でもとり入れる「いいとこどり」のがん治療をおすすめします。

大切なのは、病院での治療だけに頼らず、積極的に自分でできるセルフケアを追加することです。

たとえば、病院での標準治療だけでなく、自宅で食事療法（断食など極端なものをのぞく）、運動療法、瞑想、ヨガなどをとり入れるといった具合です。

セルフケアをとり入れるメリットの1つは、**「自分自身でがんを克服するぞ」という前向きな気持ちが生まれること**です。また、いろいろな治療法を組み合わせることで、相乗効果があらわれることもあるのです。

リスクや副作用ばかりを気にしていたら、せっかくのチャンスを逃してしまいます。ですから、受けてみたい治療法やとり入れたいセルフケアは、主治医と相談し、勇気をもって試してみてください。

がんサバイバーの情報が得られるサイト

がん患者さんの体験談を紹介

「がんになっても――がんの治療を、
その人『らしい生活』のなかで――」

https://www.az-oncology.jp/

がん患者さんのためのソーシャルメディア

がん患者さん、家族、がん経験者による
情報交換のためのSNSサイト

「5years 日本最大級のがん経験者コミュニティ」
https://5years.org/

乳がんや子宮・卵巣がんなどの、
女性のがん患者さんを対象とした交流サイト

「Peer Ring」
https://peer-ring.com/

※スマートフォンからもアクセス可能

第3章

がんを治す人は「コミュニケーション力」で味方をつくる

がんの治療は、患者さんと医師との共同作業です。一方通行のコミュニケーションではともに励むことができません。主治医と患者さん、お互いが円滑なコミュニケーションをはかり、治療のゴールや副作用・合併症について情報共有する必要があります。主治医を信頼することは大切ですが、何も質問しない、あるいは言いたいことを言わないのでは、よい治療はできません。

がんが

治る人

医師と話す時間をもち、信頼関係を築く

治らない人

医師とろくに話さず信頼関係を築けない

がんの治療を受けるとき、主治医との信頼関係は大切なことの1つです。

なぜなら、がんの治療には一定の時間がかかりますし、その間患者さんと主治医とでとり組む共同作業が欠かせないからです。

がんを克服した患者さんの多くは主治医のことを信頼しており、よい人間関係を保っています。

では、主治医と信頼関係を築くには、どうしたらいいのでしょうか？

まずは、主治医ときちんと話をして、コミュニケーションをとることです。

どんな関係性でもそうですが、信頼関係を築くためには何度も顔を合わせて対話を重ねることが重要です。

医師との面談では、患者さんは何を話したらいいかわからず、医師からの一方通行の説明で終わることが多いものです。しかし、これではお互いの信頼関係を築くことはできません。

まず患者さん自身の**考えや希望、そして不安に思っていることなどを率直に伝えましょう**。主治医が忙しそうだから、と気兼ねする必要はありません。わからないことは積極的に質問しましょう。

ただし、うまく会話をするためには、ある程度のがんの情報を患者さん自身で集め、少なくとも標準治療については理解しておく必要があります。

また、緊張して質問する内容を忘れてしまうという人は、前もって質問する項目をメモ用紙に書いて整理しておくことをおすすめします。

外来だとなかなか主治医と話す時間がとれないからと、1回で治療方針を決めてしまう人がいますが、治療をするうえで方針はとても大事なことです。少なくとも2回以上足を運び、しっかり話を聞いてから決めることをおすすめします。

説明を受けたらその日に即答せずにいったん持ち帰り、冷静に考えて結論を出し、主治医に伝えましょう。

がんの告知をされると、すぐに治療しないとどんどん進行してしまうと考える人が多いようです。しかし、実際には数日~数週間でがんが進行して手遅れになる、ということはありません。緊急の処置が必要なときをのぞき、少なくとも1週間は落ち着いて考える時間があります。

時間をおいて考えると、新たな疑問や質問も出てくるはずです。そのときはアポをとり、主治医とあらためて話し合いましょう。

何度か顔を合わせるうちに、お互いに性格や考え方が次第にわかってきて、少しずつ信頼関係が築けるようになるはずです。

ちなみに、「主治医とは病気や治療のこと以外は話したらいけない」と思っている患者さんが多いのですが、そんなことはありません。初回の外来では難しいかもしれませんが、2回目、3回目の外来からはいろいろなことを話していいのです。会話のきっかけは「天気のこと」や「今日新聞で読んだニュースのこと」など何でもかまいませんが、自分の日常生活のこと（どんな仕事をしているか、趣味やスポーツ、毎日の楽しみなど）を積極的に話してみてください。そうすることで、主治医も患者さんに親近感をもつようになります。また、患者さんの普段の生活（社会的背景）は、主治医にとって治療方針を決定するうえで重要な情報にもなるのです。

医師も信頼してくれる患者さんの気持ちに応えたい

主治医との良好な信頼関係を築くためには、患者さんが主治医に対して好意を示すことが大切です。

『奇跡的治癒とはなにか』（日本教文社）の著者である、元外科医のバーニー・シーゲル博士は、病気から奇跡的に生還するためには、患者さんは主治医に対して愛情をもつことが大事で、〝医師を抱きしめなさい〟と忠告しています。

これは少し大げさですが、患者さんが医師に対してできる限り好意を示し、「先生を信頼しています」と伝えることが大事です。

医師も人間です。特別扱いするつもりはないものの、自分に対して攻撃的な態度をとる患者さんや不信感を示す患者さんよりも、信頼を寄せてくれる患者さんに対してのほうが、より強く一緒にがんばっていこうと思うものです。

よく「医者には変わり者が多い」と言われるように、中にはぶっきらぼうでコミュニケーションがとりにくい医師がいるのもたしかです。

しかし、主治医との信頼関係を築くための第一歩は、患者さん自身が主治医のいいところを見つけ、まずは人間として好きになる努力をすることです。

あなたが主治医のことを好きになれば、きっと主治医もあなたのことを好きになるでしょう。

がんが

治る人

気になる症状を
主治医や看護師に伝えられる

治らない人

気になる症状をがまんして、
主治医や看護師に伝えない

がんの治療中、特に抗がん剤治療中には、様々な副作用が起こる可能性があります。医師は、患者さんの訴えや身体所見、あるいは検査結果をもとに、副作用を早期に発見しようとします。

ところが、患者さんの中には、吐き気、手足のしびれ、味覚障害、あるいは倦怠感（疲れやすい）といった自覚症状をがまんして、主治医や看護師に伝えない人もいます。

このような症状は放置するとひどくなるので、薬の量を減らしたり、投与スケジュールを変更、あるいはいったん中止したりする必要があります。

患者さんが症状を言わないことには「副作用なし」と判断され、適さない治療が行われてしまいかねないのです。

こういった患者さんと医療者間のコミュニケーションエラーは、お互いの信頼関係を損ねるだけでなく、医療事故につながる危険性もあります。

近年では、外来の診察時に、抗がん剤の副作用を問診票でチェックするシステムの病院も増えましたが、このようなシステムの有無にかかわらず、気になる自覚症状は何でも患者さんから医療者に伝えることが重要です。

また、抗がん剤の副作用やがんによって引き起こされる症状の中には、命にかかわるような重大な事態の前ぶれであるものもあるため、できるだけ早期に発見して対応する必要があります。

「ここ数日、微熱がある」や「全身がかゆくなってきた」など、普段では〝ちょっと体調が悪い〟くらいで済ませている症状が、重大な副作用の前ぶれであったということもあります。

どんな些細な症状でも主治医や看護師に伝えることが大切です。

また、**いつもと違った症状が出てきた場合、夜間や休日でも遠慮せず病院に問い合わせるようにしましょう。**

✓注意すべき合併症・副作用

次に、がんの治療中に、特に注意すべき合併症や副作用を挙げます。

・発熱性好中球減少症《はつねつせいこうちゅうきゅうげんしょうしょう》

抗がん剤治療の副作用の中でも比較的多いのが、骨髄抑制《こつずいよくせい》（骨髄の血液細胞に対する障害が原因で血球が減少すること）です。

骨髄抑制のうち、好中球（白血球の一種で、細菌やカビによる感染から体を守る役割をもつ）が減少することで、急に38℃を超えて発熱することがあり、これを「発熱性好中球減少症」と言います。抗がん剤を投与してから7～10日目ごろに起こりやすいと言われています。

肺や心臓に持病がある患者さんや、肝機能や腎機能に障害がある患者さんに発熱性好中球減少症が見られたときは、入院が必要となる合併症を引き起こすことが多くなるため、特に注意が必要です。

・好中球減少性腸炎《こうちゅうきゅうげんしょうせいちょうえん》

「好中球減少性腸炎」とは、抗がん剤治療によって起きる生命をおびやかす腸管粘膜損傷であり、好中球の減少と、微生物の侵入を防ぐ体の防御システムの崩壊をともないます。

好中球減少がある患者さんに、発熱と腹痛（通常、右下腹部痛）が見られた場合には、好中球減少性腸炎の可能性があります。

死亡率がきわめて高いのが特徴で、多くは敗血症（感染症に対する体の反応によって引き起こされる、生命をおびやかすような臓器障害）が死因になります。

・播種性血管内凝固症候群《はしゅせいけっかんないぎょうこしょうこうぐん》（DIC）

「播種性血管内凝固症候群（DIC）」は、がんなどの基礎疾患が原因で起こる致死的な合併症であり、血液を固めるはたらきと血栓を溶かすはたらきが異常に進むことによって起こります。

その結果、あちこちの小さな血管が血栓でつまって臓器障害が起こったり、出血が起こったりします。急性白血病など血液がんの患者さんに多く起こる症状ですが、すい臓がんや胃がんなどの患者さんにも見られます。

血が止まりにくい、皮下出血が広がるといった徴候があるときは、すぐに病院を受診しましょう。

・腸閉塞《ちょうへいそく》

「腸閉塞」は、様々な原因により、食べたものの通過が小腸や大腸で悪くなったり、完全に遮断されたりすることで、食べたものが肛門方向に運ばれなくなり生じる病気です。

簡単に言うと、「腸が動かなくなったり、つまったりして、食べたものが先にすすまない状態」のことです。

腸閉塞の症状としては、排便やおならが減ったり、まったくなくなったりし、お腹がはってきます。

また食欲の低下や腹痛、吐き気、嘔吐が出現し、少しずつ悪化していきます。腸がしめつけられて血液の流れが途絶える、といった重症例では、はげしい腹痛（腹膜炎）、急激な嘔吐などが見られます。このようなときは、すぐに病院を受診してください。

・急性《きゅうせい》消化管《しょうかかん》出血《しゅっけつ》

急性消化管出血は、吐血や下血が起こります。

治療のストレスで、胃や十二指腸に出血をともなう潰瘍ができることがあり、抗がん剤治療の影響で、出血が止まりにくい状態になるときもあります。

内視鏡による緊急の止血術、血管造影による血管塞栓術、緊急手術など、出血している臓器や部位によっても治療法は異なります。

・肺血栓塞栓症《はいけっせんそくせんしょう》

がんの患者さんは、血液を固めるはたらきが異常に進むため、静脈血栓ができやすい状態にあります。静脈にできた血栓が肺の血管につまると、「肺血栓塞栓症」を引き起こし、ときに致命的となります。

症状は、無症状からショック状態や突然死まで幅広いのが特徴ですが、最も一般的な症状は安静時の呼吸困難です。

このように、がんを患うと、様々な合併症や治療の副作用が起こるリスクがあります。**起こる可能性のある合併症や副作用を主治医から教えてもらい、家族と情報を共有しておく**といいでしょう。

くり返しになりますが、気になる症状があったときには、できるだけ速やかに病院や主治医に問い合わせ、夜間でも救急外来を受診しましょう。

がんが

治る人

治療のゴールを医師とつねに共有できている

治らない人

治療のゴールが医師とズレている

がんの治療を受けるうえで大事なことは、**治療のゴール（目的）をはっきりさせること**です。

そして、それに向かって患者さんと主治医がともに努力することです。

ときどき、お互いのコミュニケーション不足から、主治医の考えている治療のゴールと、患者さんの期待する治療のゴールが食い違っていることがあります。たとえば、患者さんは「がんが完全に治ること」を期待しているのに、主治医は「数カ月間の延命」を想定していることがあります。このような場合、少しずつ話がかみ合わなくなったり、望まない治療をすすめてくる主治医に対して不信感が芽生えたり、あるいは治療自体がうまくいかなくなったりすることもあります。

治療を開始するにあたり、まず主治医と治療のゴールについてよく話し合う必要があります。

✔ゴールは途中で変わっていくこともある

がん治療のゴールは、第2章でもお伝えしたとおり、大きく根治・延命・緩和の3つに分類されます。

がん治療のゴールは、がんのステージや患者さんの年齢、体力などに患者さんの価値観、生き方や社会背景などを加味して総合的に考えて判断されます。

一般的には、可能であればまず根治から始まり、延命、そして緩和という順番になりますが、最近では、がん治療の初期の段階から緩和医療を導入したほうがいい（生活の質が高まり、生存率も改善することがある）という意見もあります。

また、積極的ながん治療はいっさい受けない（無治療）というゴールもあります。

おそらく多くの患者さんにとって、第一のゴールは「できるだけの治療を受け、がんの根治を目指す」ことだと思います。

早期がんの場合は局所治療（手術あるいは放射線治療など）によって、高い確率で根治を目指すことができます。

一方、ある程度進行したがんでは、（がんの種類やステージによって差がありますが）局所治療だけでは根治が難しくなります。

進行がんに対しては、1つだけの治療では不十分なことが多く、いくつかの治療（たとえば手術＋抗がん剤治療）を組み合わせるのですが、その分、体への負担も大きくなります。

たとえば、高齢の患者さんでは、手術や抗がん剤治療による合併症（後遺症）や副作用で、生活の質がいちじるしく下がることがあります。実際に、手術後に抗がん剤治療の追加（術後補助化学療法）を行ったら、寝たきりのようになってしまった人もいます。

したがって、治る可能性と治療にともなうリスクや負担を冷静に考え、根治を目指すのか、延命を目指すのかを決めるべきです。

まずは根治をゴールに設定して治療を始めたものの、再発・転移により根治が難しいと判断される場合は、ゴールを延命に変更することもあります。

がんがさらに進行し、延命さえも難しいような状態であれば、がんにともなう嫌な症状、痛みなどをできるだけ軽くする、緩和へゴールを変更することになります。

このように、がん治療のゴールは治療中に変わってくることがありますので、つねに主治医とよく話し合い、現時点でのゴールについての認識を共有する必要があります。

がん治療のゴールを決めるうえで重要なのは、自分の人生観や価値観、「自分がどう生きたいか」ということです。つまり、「できるだけの治療を受けて、1日でも長生きしたいのか」あるいは「きつい治療はいっさい受けず、楽に生きたいのか」といった考え方を尊重すべきなのです。

そして、**最終的にがん治療のゴールを決めるのは、主治医でも家族でもなく、患者さん自身です。**主治医に自分の意見をしっかりと伝え、後悔のない治療のゴールを決めてください。

たとえ治療の途中でも、ゴールを変えたいときには、遠慮せずに主治医に伝えましょう。

がんが

治る人

医師の言葉の真意を理解し、必要以上に怖がらない

治らない人

医師の言葉に衝撃を受け、ネガティブにとらえる

みなさんは、「インフォームドコンセント（informed consent）」という言葉をご存じでしょうか？

これは「十分な説明を受けたうえでの同意」という意味です。

具体的には、「検査や治療についてきちんと患者さんが理解できるように、医師は治療のメリットだけではなく、デメリットについても十分に説明し、納得してもらったうえで受ける（あるいは受けない）ことに同意してもらう」ことです。

１９９０年代にアメリカから日本に導入され、今では、患者さんの体に大きな影響を与える可能性のあるすべての医療行為について、日本の病院の医師は患者さんからインフォームドコンセントを得ることを徹底しています。

たとえば、私の専門分野のがんの手術に関しては、診断（がんの部位とステージ）、予定される手術の方法、手術にともなうリスク（死亡率、合併症、後遺症について）、手術以外の治療法、あるいは何もしなかった場合にどうなるか、などについて患者さん本人または家族に説明します。

そのうえで、患者さんは書面にて「十分な説明を受け理解したうえで、同意します（拒否します）」という明確な意思表示と、手術を受けることに同意した場合には、署名捺印を求められます。

もちろん、ハンコを押したからといって、特別な法的効力が発生するわけではありません。

しかし、このインフォームドコンセントが成立した後は、患者さんは自分が選んだ方針とその結果に対して責任をもつことになります。

医師の「きびしい説明」の裏にある事情

インフォームドコンセントには、患者さんが十分に納得したうえで治療を選べる、患者さんが「自分自身で決めた治療だから」と責任をもって前向きに治療を受けられる、という利点があります。

ただしその一方で、インフォームドコンセントをとることで、医師と患者さんとの信頼関係を損なう可能性もあるように感じます。

そもそもインフォームドコンセントが普及したのは、医療への不信感が高まり、患者さんやその家族による医療訴訟が増えたという背景があります。

本来は、患者さんに寄り添ったものなのですが、医師や病院がトラブルや訴訟から自分の身を守るための道具として使われているのが実態です。

たとえば、非常に安全性が高く、確立された手術をするときでも、医師は患者さんに、「麻酔薬の副作用で、手術中にごくまれに死亡したり、手術後に脳梗塞、心筋梗塞、肺血栓塞栓症（エコノミークラス症候群）、肺炎などが原因で死亡したりする可能性がある」といったお話をします。

「この患者さんでは、こんなことはまず起こらないだろう」と医師が心の中で思っていたとしても、「治療の結果、＊％の確率で死ぬことがあります」とまず説明を待ちます。

インフォームドコンセントを行うことで、万が一のことが起こったとき、後から「聞いていなかった」と問題になることをなくすためです。

それゆえ、無意識のうちに治療のメリットよりデメリットのほうを強調して伝えてしまうこともあります。

患者さんは、**医師側にはこのような事情があり、あえて「きびしい説明」を行っているということを知っておいてほしい**と思います。

もちろん、死亡リスクや合併症、副作用などについて理解しておくことは大切です。しかし、すべての可能性を重く受け止めると、安心して治療が受けられなくなりますし、怖くてとても治療を受ける気にならないと感じるときさえあるでしょう。

「医療にはリスクがともなう」という大前提は理解したうえで、最悪の事態についての説明には動揺したり、ネガティブにとらえすぎたりすることなく、「そんなこともあるのか」程度にとどめておき、あまり深刻に考えないようにしましょう。

気になったこと、不安になったことは医師に伝え、医師の言葉の真意を確認・理解することで、必要以上に怖がらずに済みます。

がんが

治る人

納得できないことには、冷静に「NO」が言える

治らない人

特定の意見を信じ込み、考えることをやめる

がん告知のショックが冷めやらぬ間に、難しい選択をせまられる患者さんは、しばしば思い込みやあせり、コミュニケーション不足などから思考停止におちいってしまい、治療法の選択という重大な決定をまわりの人に「丸投げ」してしまうことがあります。

もちろん、それでうまくいけばいいのですが、思いどおりの結果にならなかった場合、患者さん自身が後悔することになります。

患者さんがおちいりやすい、思考停止の3つの典型的なパターンを紹介します。

✓〝主治医におまかせ〟では後悔する

まず最も多いのは、「主治医のいいなり」になる患者さんです。つまり主治医がすすめる治療法を、深く考えもせずに受け入れてしまうパターンです。

ひと昔前であれば、「先生におまかせします」と治療を一任する患者さんがほとんどでした。

しかし、インフォームドコンセント、あるいはインフォームドチョイス（十分な説明を受けたうえでの選択）が普及したことで、「おまかせ医療」は終わりを告げ、患者さん自身が責任をもって治療法を選ぶ時代となったのです。

医師が決めた治療をいやいや受けるのと、自分で納得して決めた治療を受けるのとでは、治療に対する姿勢もまったく違ってきますし、さらに治療効果にも影響してきます。

主治医の提案に対して「ＮＯ」は言いにくいかもしれませんが、納得がいかない治療は拒否していいのです。

治療法について、主治医の説明に納得できなかったり、別の医師の意見が聞きたいときは、他の病院に診断や治療について意見を求める**セカンドオピニオン外来**の受診をおすすめします。

特に、治療が難しい進行がんのケースでは、できるだけセカンドオピニオンを聞いていただきたいと思います。セカンドオピニオンを聞くことで、より理想的な治療を受けるきっかけになることもありますし、あらためて最初の主治医の説明（ファーストオピニオン）に納得できることもあります。

ちがう意見や考えを知ったうえで、自分が納得できるものを選びましょう。

✓家族は「治療のプロ」ではない

次に多い思考停止のパターンが、**「家族のいいなり」**です。

自分の意思ではなく、妻（あるいは夫）や子どもが決めた治療方針にだまって従う患者さんです。

家族の意見を参考にするのはいいのですが、最終的な治療の決定権が家族にあってはいけません。なぜなら、実際に治療のリスクを背負うのは家族の誰でもなく、患者さん自身だからです。

もちろん、がんの治療には家族のサポートが必要ですし、家族を無視して自己中心的に決めろと言っているわけではありません。ただ、家族の人の多くが患者さんと同様、がん治療のプロフェッショナルではありません。

ときには、感情や根拠のない思い込み（知り合いがこの治療法でがんを治したから、など）で治療法を押しつけることもあります。家族のすすめで標準治療を拒否して、まったく効果のない民間療法を受け、がんが進行して手遅れになってしまったという患者さんもいます。

家族とよく話し合ったうえで、最終的には自分の意思で治療法を決めてください。

極端な意見や情報には要注意

最後の思考停止のパターンは、「がんは放置しろ」「長生きしたければ医者にかかるな」といった極論を唱える、**一部の医療者の意見を盲信してしまうこと**です。

センセーショナルな医療否定は、話題になりやすく、医療の現場をよく知らない人からすると今のがん治療の主流と感じるかも知れません。

もちろん、がんの治療法については様々な意見があり、一般的には効果があるといわれている標準治療であっても、一部の専門家からは否定されていることがあります。がんの治療法の有効性を実証するのは難しいのですが、批判するのは簡単です。効果がなかったとする研究結果や副作用などのデメリットを強調し、指摘すればいいからです。

ですから、標準治療の批判や医療否定については、たとえ著名な医療者が発信しているとしても、慎重な判断が必要です。

もちろん、治療の効果よりも生活の質を重視して「いっさいの治療を受けない」という選択肢はあると思いますが、「すべてのがんを放置する」という選択はあまりにも乱暴です。

また、「がんは食事やサプリメントだけで治る」といった偏った意見にも注意が必要です。

もちろん、食事やサプリメントもがん治療の重要な要素であることは間違いありません。しかし、あくまで**補助的なもの**と考えるべきです。現代医療では、「食事（あるいは特定のサプリメント）だけでがんが治る」というエビデンス（医学的根拠）はありません。

人間は楽なほうに流される生きものですから、このような「わかりやすくて楽な治療法」に思わず傾いてしまうのです。

このような治療法については、自分だけの考えで決めてしまうことは避け、まずは主治医や家族と相談してください。いろいろな意見を聞くことで、よりよい選択ができるでしょう。

がんの治療で後悔しないためにも、極端な意見については、まわりの人とコミュニケーションをとりながら、中立的な立場で判断することが大事です。

誰かにすがりたい、だから特定の意見を信じ込んでしまいたい、あるいは、自分ではとても決めることができないので、人に決めてもらいたい。そう思う気持ちはよくわかりますが、それでも自分のことは自分で責任をもって選ぶことが大切です。そうすることで治療への向き合い方、そして効果も高まるでしょう。

第4章

手術・治療をのりきるための「体力・筋力」

時間がかかるがん治療をのりきるためには、体力と筋力、そしてある程度の筋肉量が不可欠です。がん患者さんは、様々な理由によって治療中に筋肉量とともに筋力が減少し、手術後に合併症を起こしたり、抗がん剤の副作用が強くあらわれたりします。少しでもよい状態で治療に臨み続けるには体力・筋力を維持することが必要です。無理しすぎず、毎日少しずつ体力・筋力をつけていきましょう。

がんが

治る人

治療中も筋肉量が
保たれている

治らない人

治療中に筋肉量が
減少している

がんを克服するための必須条件の1つとして、十分な体力（全身持久力）と筋力の維持があります。

がん患者さんは、治療中に体力や筋力が低下します。入院中は体を動かすことが少なくなり、体を動かさないために筋肉の量がどんどん減ってしまうからです。たった1～2週間程度の短い入院でも、退院するときに足腰が弱って手すりを使って歩く患者さんが多くいらっしゃいます。

また、手術や抗がん剤などの治療も体力を奪っていきます。

実は、この体力の低下が、がんを進行させ、再発率や死亡率を上げることが明らかになっています。

実際に、**がんの手術前に持久力や筋力、および筋肉の量が低下すると、手術後に合併症になる可能性が増え、また手術による死亡率が増える**という報告があります。

持久力を調べる検査に、「6分間歩行テスト」があります。これは片道30メートル以上の道、または折り返し地点のある50メートル以上のまっすぐな道をできるだけ速く歩き、６分間でどれくらい進んだか、その歩行距離を測定するテストです。このテストは、リハビリテーションにおいて、身体能力を調べる際にも使われています。

一般的に、「６分間歩行テスト」の結果が４００メートル未満であれば、持久力（身体機能）は低下していると判断します。

日本の研究によると、肝胆膵《かんたんすい》領域（肝臓、胆道〔胆のうや胆管〕、すい臓の病気の診療を行う領域のこと）の患者さん81人に、手術前１週間以内に６分間歩行テストを行ったところ、歩行距離が４００メートル未満であった患者さんでは、４００メートル以上の患者さんと比べて、重症の合併症になる人がおよそ2倍近くまで増えていました。

同じように、筋力の低下も術後の合併症を増やす要因になります。

たとえば、筋力は握力の測定結果を指標としますが、一般的に男性では握力が

26kg未満、女性では18kg未満（ペットボトルのフタが開けられない状態）だと、「筋力低下の症状が見られる」と診断されます。

胃がんの患者さんを対象とした日本の臨床研究では、手術前の握力が保たれている患者さんは合併症率が11％であったのに対し、握力が低下している患者さんは合併症率が22％と、2倍になっていました。

握力が特に低下したグループは、肺炎になる患者さんが多いという結果でした。

手術前の筋肉の量がその後を決める

最近の研究では、**手術前に「サルコペニア」が合併症を増やし、死亡リスクを高める**ことが明らかとなりつつあります。たとえば、手術前にサルコペニアと診断された患者さんは、手術後の経過が思わしくなかったり、手術がきっかけで命を落とすリスクが高まったりすることが明らかになっているのです。

サルコペニアとは、「筋肉量の減少に加えて筋力の低下または身体能力の低下のいずれかがある状態」です。簡単に言うと「筋肉やせ」で、「手足の筋肉が落ちて細くなり、日常生活の動作が遅くなる」といった状態を思い浮かべていただくといいでしょう。

多くの研究で、サルコペニア（あるいは肥満をともなうサルコペニア）がある患者さんは、手術後に合併症になるリスクが高く、また死亡率が上がることが報告されています。

たとえば、胃切除を受けた胃がん患者さんを対象にしたある研究によると、サルコペニアがある患者さんでは、手術後に重症の合併症になるリスクが3倍も高く、死亡率が60％も増えていたといいます。

他のがん（食道がん、肝臓がん、すい臓がん、大腸がんなど）も、サルコペニアがある患者さんは、手術後の重症の合併症が40％も増え、また死亡率も1・5〜3倍高くなることが報告されています。

このように、体力、筋力、そして筋肉量の低下は、手術後の合併症や死亡のリスクを高める重要な因子なのです。

抗がん剤治療中に筋肉量が減少する理由

抗がん剤治療中にも、多くの患者さんは筋肉が落ちることが知られています。特に、手術前に抗がん剤治療を受けると筋肉量がより減少すると報告されています。

消化器がん（食道がん、胃がん、すい臓がんなど）の患者さん225人を対象とした研究では、3カ月以上（100日間）の抗がん剤治療で、平均で1kgもの筋肉（骨格筋）が失われたといいます。

お肉屋さんで目にする1kgの肉のかたまりを想像してください。すごい量だと思いませんか？

抗がん剤治療中に筋肉量が減少する理由は様々です。

食欲がなくなることで食事量（特にタンパク質の摂取量）が減ること、疲労感から活動性（運動量）が低下すること、抗がん剤による肝臓などの臓器障害、あるいはがんの進行による代謝異常など。

抗がん剤治療中の筋肉量の減少は、体重の減少とはまた別の問題であり、回復を遅らせる重要な因子になるという報告が増えています。

また、転移のある大腸がん患者さん67人を対象に、抗がん剤治療中の筋肉（骨格筋）量の変化と全生存期間との関係について調査した研究があります。

筋肉量の減少が高度（9％以上）であったグループでは、あまり減少していなかったグループ（9％未満）に比べて、明らかに生存率が低下していました。

さらに、他の因子（年齢・性別・併存疾患など）で調整した予後因子（病気が今後どのような経過をとるかを予測するための因子）の解析では、治療中の筋肉量の減少が高い（9％以上）と、死亡率をおよそ5倍に増やすという結果でした。

この他、食道がん、胃がん、すい臓がん、胆道がん（肝内胆管がん、胆のうがん、肝外胆管がん、十二指腸乳頭部がん）および卵巣がんの患者さんを対象とした研究でも、抗がん剤治療中に筋肉量が減少したグループでは、維持されていたグループに比べ全生存期間が明らかに短くなっていました。

つまり、抗がん剤治療中の骨格筋量の減少は、生存率の低下をもたらすことが示されたのです。

このことから、がん治療をのりきるためには、筋肉量を保つことが重要であると考えられます。

治療中だからこそ、筋肉量を保つために適度な運動が必要なのです。

がんが

治る人

「有酸素運動」と「筋トレ」を組み合わせる

治らない人

運動をしない

では、患者さんが体力や筋力を維持するためには、どうしたらいいのでしょうか？

まずは、運動をすることです。

特に、**「有酸素運動」と「レジスタンス運動（筋トレ）」の両方を組み合わせる**と、より効果が高まると言われています。

有酸素運動とは、酸素を体にしっかりとり込みながら、時間をかけてゆっくりと行う負荷の軽い運動のことです。

代表的なものに、**散歩**（**ウォーキング**）、**ジョギング**、**サイクリング**、**エアロビクス**、**スイミング**などがあります。これまで運動をする習慣のなかった人には、手軽に始められるウォーキングをおすすめします。

有酸素運動は**20〜30分間、毎日行う**ことが理想的です。30分間続けるのはきついと思われる人は、まずは10分からスタートしてみましょう。

次に、レジスタンス運動とは、筋肉に負荷をかけたトレーニングで、いわゆる筋トレのことです。

高齢の患者さんは、筋肉量や筋力が減少する傾向にありますので、レジスタンス運動が必要になります。

簡単にできるおすすめのレジスタンス運動を、141〜143ページで紹介しています。

それぞれ**10回を目安に、1日2〜3セット**、週に2、3日行いましょう。ときどきメニューを変えるといいでしょう。

レジスタンス運動の前後には、ストレッチングを行います。また、体調が悪いときや痛みがある場合は、無理をしないように注意してください。

ダンベル運動

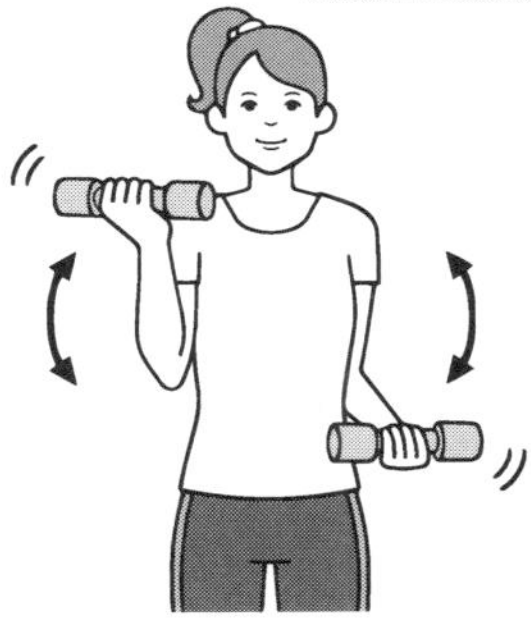

軽めのダンベル
（1〜2 kg 程度）
を手にもって、
反動を使わずに
左右交互に上げ
下げする。

屈伸運動（スクワット）

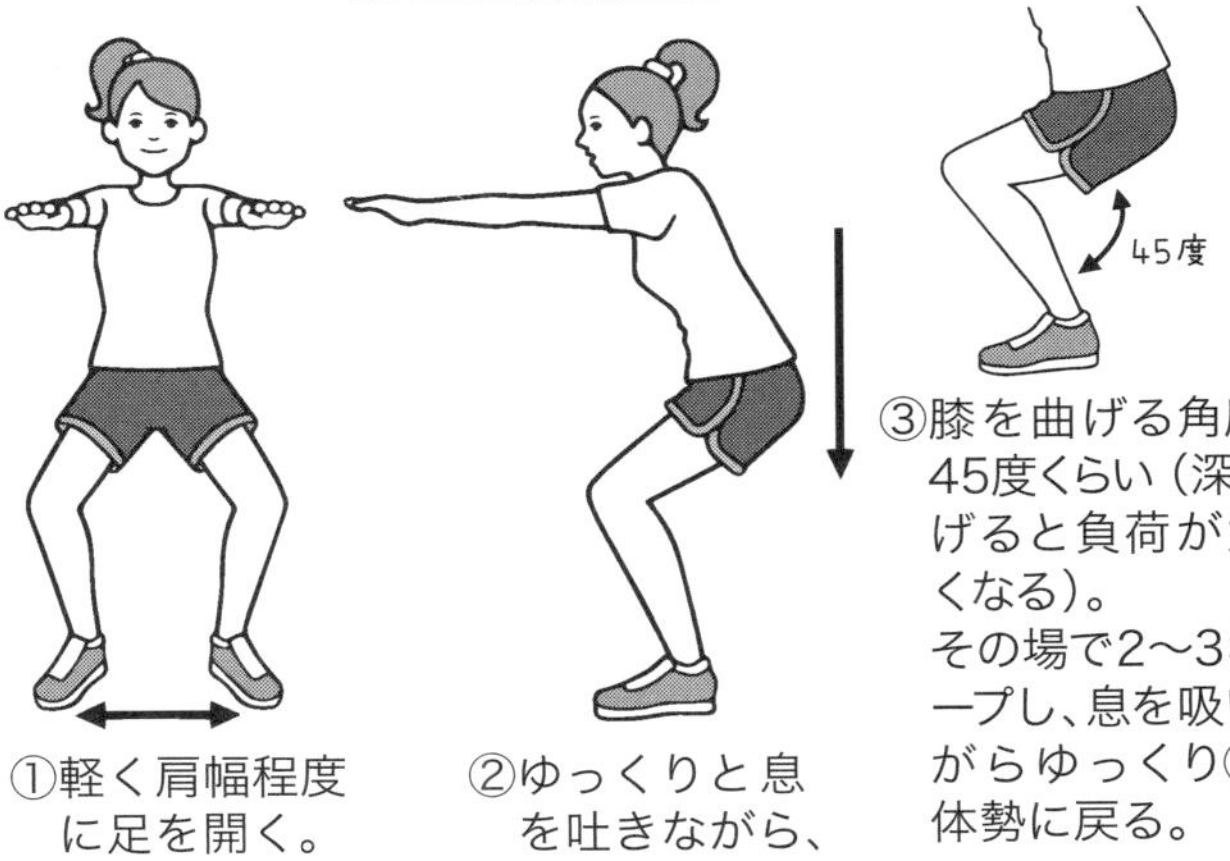

①軽く肩幅程度
に足を開く。

②ゆっくりと息
を吐きながら、
真下に腰を落
とす。

③膝を曲げる角度は
45度くらい（深く曲
げると負荷が大き
くなる）。
その場で2〜3秒キ
ープし、息を吸いな
がらゆっくり①の
体勢に戻る。

足上げ（もも上げ）運動

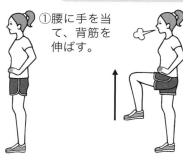

①腰に手を当て、背筋を伸ばす。

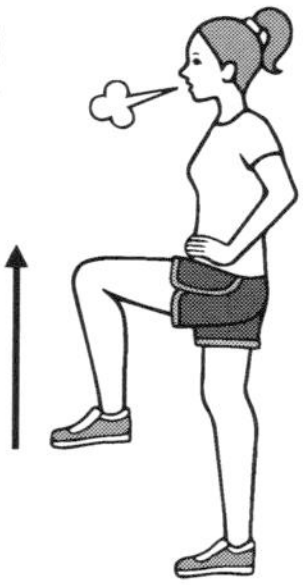

②足を肩幅程度に開いて立ち、片足ずつゆっくり交互に上げ下げする。ももを上げるときに息を吐く。
椅子に座ったまま、足を浮かせてキープする方法もOK。

足の後ろ上げ運動

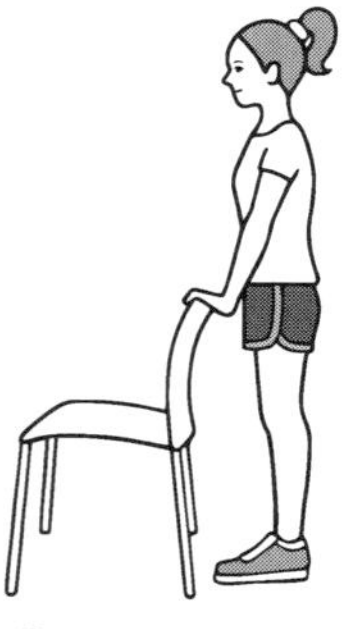

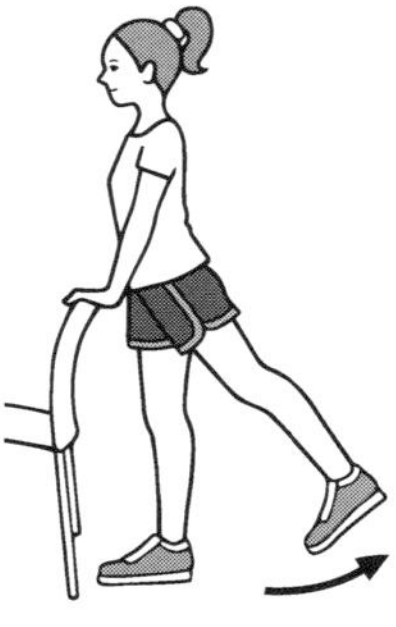

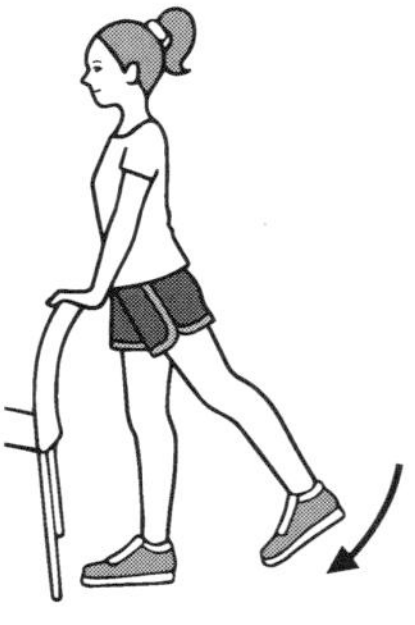

①椅子の背などに手をつき、足は肩幅程度に開く。

②背筋を伸ばしたまま、かかとから足を後ろにゆっくり上げる。

③上げきったら1秒間その体勢をキープして、ゆっくり足を戻す。反対の足も行う。

腕立て伏せ（あるいは壁腕立て伏せ）

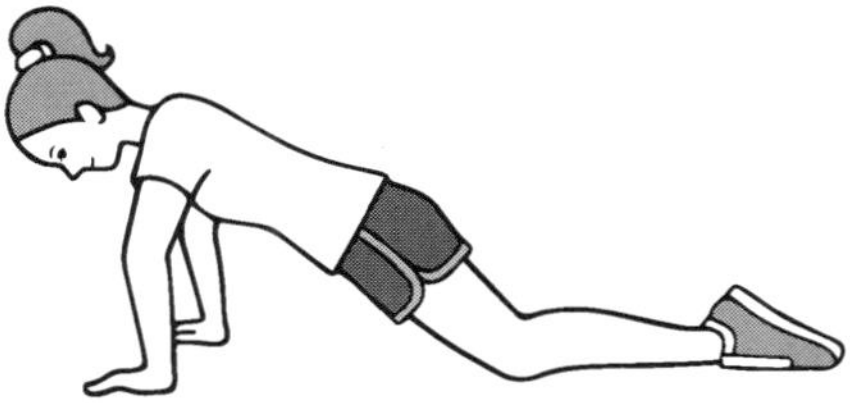

①両手を肩幅程度に開き、
床に手をつく。

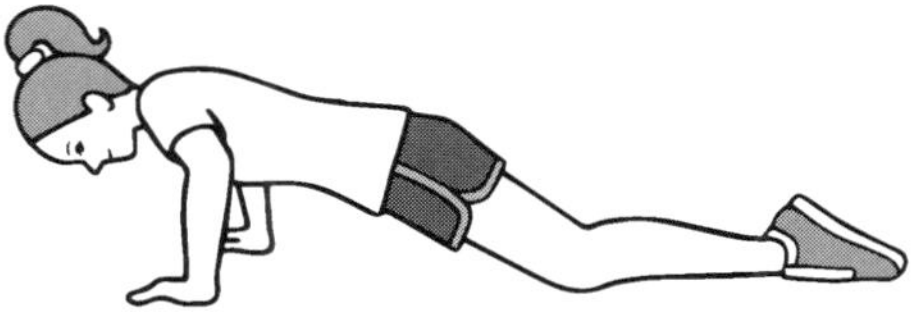

②体をまっすぐに保ったまま、ゆっくりと肘を曲げ、上体を下げ、これ以上下がらないとなったら肘を伸ばして①の体勢に戻る。
腕立て伏せがきついと思う人は、壁腕立て伏せ（斜め腕立て伏せ）をしてください。

＊壁腕立て伏せ
壁から少し離れた位置に立ち、体を斜めにして壁に肩幅程度に開いた両手をつき、腕立て伏せと同様のトレーニングを行う。

がんが

治る人

運動を続けられるしくみをつくる

治らない人

運動が続けられない

運動する気分になれなかったり、通院や治療があったり、自宅や近所に運動ができる環境がなかったりすると、毎日の運動を習慣化することは難しいでしょう。

がんの手術前や治療中、また治療後の運動を無理なく続けるためには、**スポーツジム（スポーツクラブ）**に通って運動を続けられるしくみをつくることが理想的です。

私も患者さんに「思い切ってジムに入会してみてはどうですか？」とおすすめしています。

「がんになってから入会するなんて」と思われるかもしれませんが、私に言わせると「がんになったからこそ入会する」のです。

がん患者さんがスポーツジムに通うメリットは、5つあります。

①有酸素運動とレジスタンス運動が同時にできる

がん患者さんは、有酸素運動（ウォーキング、ランニング、エアロバイク、スイミングなど）と、レジスタンス運動（筋トレ）の両方を行うことが理想的です。

特に、手術前には、短期間でも有酸素運動に加えてレジスタンス運動を行い、筋肉量や筋力を維持・増加させることが、手術後の合併症の減少につながります。

多くのスポーツジムではこの両方を組み合わせて同時に行うことができます。

②天気を気にせずに安心して運動できる

晴れた日に外を散歩するのはいいことですが、天気が悪い日は難しいでしょう。スポーツジムは屋内で運動ができるので、天気に関係なく、毎日続けられるというメリットがあります（定休日はありますが……）。


また、外で1人で運動していると、何か異常が起こったときに、まわりに人がおらず、サポートが得られない可能性があります。

しかし、ほとんどのスポーツジムではスタッフが監視しているので、気分が悪くなったり、何かあったりしたときに手助けしてもらえるため、安心して運動にとり組むことができます。

③専門のトレーナーによる指導が受けられる

多くのスポーツジムでは、専門のトレーナーによる個別指導が受けられます。運動（特にレジスタンス運動）は自己流でやるよりも、プロのトレーナーに自分に合ったプログラムを組んでもらうほうが安全で効果的です。

これまで運動習慣のなかった人が運動を始めるときには、特に指導が必要です。遠慮せずに相談してみましょう。

④様々な人と接する機会が増える

自分1人で運動するよりも、スポーツジムで様々な人に囲まれて運動するほうが楽しく運動できます。スポーツジムのスタッフやトレーナー、あるいは気の合う仲間や友人と接することは、孤独になりがちな患者さんにとって精神的にもプラスになります。

⑤目標（生きがい）ができる

患者さんにとって、目標（生きがい）をもって毎日を過ごすことは、とても重要です。

体を動かして汗をかくことはストレス発散になりますし、スポーツジムに通うことで、「毎日（あるいは週に3日）通う」という目標が生まれます。

また、スポーツジムには、エアロビクスやダンスなどのプログラムがあり、これらに参加することで、「もっと振り付けを覚えたい」「好きなインストラクターに会いたい」「毎週このプログラムに参加したい」といった目標が生まれることもあります。

入院などしてスポーツジムに通えないこともあると思いますが、「できるだけ早く退院してスポーツジムに行くぞ！」という励みにもなるでしょう。

大げさかもしれませんが、スポーツジムに通うことが生きがいになることがあるのです。

もちろん、スポーツジムに通って本格的に運動を始める際には、主治医に相談し、無理のない範囲で行うことが重要です。

貧血がひどいときや、心臓や肺の機能が悪い人などは運動が適していないこともあります。骨にがんの転移がある場合にも、運動によって骨折する可能性があるので注意が必要です。

また、疲れているときや、運動を始めてきついと感じるときには、無理をせずに休みましょう。数日後にあらためて運動を再開してください。

がんが

治る人

良質なタンパク質をしっかりとっている

治らない人

食事が偏り、タンパク質が足りていない

患者さんが体力を維持するためには、運動と同時に適切な栄養補給が欠かせません。

まずは、バランスのとれた食事をとること。

そして、特に筋力を保つためには、タンパク質（アミノ酸）をしっかりととる必要があります。

タンパク質の望ましい1日摂取量は、一般の成人の場合、体重1kgあたり1gとされています（体重50kgであればタンパク質50g）。運動習慣のある人やアスリートでは、体重1kgあたり1・5g以上必要であると言われています。

患者さんは、より多くの筋肉をつける必要があるので、（腎機能低下などでタンパク質制限がなければ）体重1kgあたり1・5g（体重50kgであればタンパク質75g）を目標にしましょう。

タンパク質を効率よくつくるためには、20種類のアミノ酸がすべて必要になります。この20種類のアミノ酸のうち、９種類の必須アミノ酸は体内で合成できないため、食事でしかとることができません。

食べものに含まれている必須アミノ酸（第一制限アミノ酸）の割合を数値化したものがアミノ酸スコアで、１～１００の数値で評価されます。スコアが高いほどアミノ酸のバランスがよく、良質なタンパク質と言えます。

アミノ酸スコアが１００の食品には次のようなものがあります。

・牛肉
・豚肉
・鶏肉、鶏レバー
・卵（鶏卵）
・魚類（あじ・いわし・かつお・さけ・ぶりなど）
・大豆食品（豆腐・納豆・豆乳）
・牛乳

・ヨーグルト

ちなみに、種類や部位によって異なりますが、肉や魚の場合、100gのうち、タンパク質がおよそ20g含まれています。その他、卵（1個）、牛乳（1杯）、納豆（1パック）には、6～7gのタンパク質が含まれています。

目標のタンパク質摂取量になるよう、毎回の食事で、さきほど挙げた食品（肉・魚・卵など）を使った料理を、必ず一品はとるように心がけましょう。

効率よくタンパク質をとる方法

良質なタンパク質をとり入れるには、コツがあります。

というのも、食事からタンパク質を摂取するには限界があるからです。

また、手術後や抗がん剤の副作用などで胃腸の調子が悪いときは、タンパク質が多く含まれる食品を摂取しても、あまり吸収されないこともあります。

効率よく、体に吸収されやすいかたちで良質なタンパク質を摂取する方法として、**ホエイプロテイン（乳清タンパク質）**を活用することをおすすめします。補食として、水などに溶かして飲むだけなので簡単です。

ホエイプロテインには筋肉の合成に役立つ分岐鎖《ぶんきさ》アミノ酸（ＢＣＡＡ）が多く含まれ、吸収が速いことから、患者さんにとって理想的です。

製品によって異なりますが、１回（１杯）で20～30ｇのタンパク質を摂取することができます。食事のときに摂取してもいいですが、運動直後に摂取すると、より吸収率がアップするようです。

また、食欲がないときは、食事のかわりにプロテインを飲むことを習慣にしておくことで、タンパク質不足の解消にもつながります。

✓筋肉を強くする「ロイシン」と「ＨＭＢ」

また、筋肉の喪失を防ぎ、合成をサポートする成分として、分岐鎖アミノ酸（Ｂ

ＣＡＡ）の１つである「ロイシン」または「ＨＭＢ」をとることをおすすめします（どちらもサプリメントとして手に入ります）。

ロイシンは、筋肉の合成に必要な３つのＢＣＡＡ（ロイシン・イソロイシン・バリン）のうち、最も重要な役割を果たしているアミノ酸です。

臨床試験でも、プロテインとロイシンを加えた特別食が、がん患者さんの筋肉の合成を促すことが確認されています。

一方、ＨＭＢは、「β－ヒドロキシ－β－メチル酪酸（β-hydroxy-β-methyl butyrate）」の略で、ロイシンの代謝物のことです。最近、このＨＭＢが筋肉の分解を防ぐサプリメントとして注目を集めており、臨床研究でがん患者さんのサルコペニアを防ぐことが示されました。

運動だけでなく、サプリメントを上手に利用することでも、しっかりと筋肉を保つことができるのです。

がんが

治る人

植物性食品をしっかりとっている

治らない人

超加工食品に頼りすぎている

日々の食事は、体力・筋力を維持するうえでとても重要です。

では、がん患者さんの場合は、どのような食事をとればいいのでしょうか？

みなさんの中には、医師に食事についてのアドバイスを求めたとき、「何を食べてもいいですよ」という答えが返ってきて戸惑った経験がある人もいらっしゃるのではないでしょうか。

「何を食べてもいい」と言われてしまうと、たしかに驚きますよね。

ただ実際、手術後、体力を回復させる時期や食事がほとんどできないときなどには、「何を」食べるかよりも、食べられるものをどんどん食べてカロリー摂取に励んでほしいと医師は考えます。

また、がんが進行して余命数カ月と差し迫っている場合には、好きなものを食べて、心の元気をサポートするという選択も、とても大事です。

一方で、すべての患者さんに、「何を食べてもいい」あるいは「何を食べても（がん治療の）結果は変わらない」とは言えません。なぜなら、がん診断後の食事が、再発や全生存期間に影響するという研究データ（エビデンス）があるからです。

がんの治療がしばらく続く場合や、治療後も数年にわたって経過観察（再発のチェック）が必要な場合は、長期的に日々の食事に気を遣うことが重要です。

治療にともなう副作用や後遺症のため、いつも理想的な食事ができるとは限りませんが、治療が一段落し、ある程度落ち着いてきたら、食生活を見直していただくよう、いつもアドバイスしています。


過去の研究データから総合的に考えると、がんの再発リスクを減らして生存率を改善するための食事のポイントは３つあります。

①植物性食品（野菜、果物、豆類）をしっかりととる
②肉（赤肉・加工肉）よりも魚をとる（西洋食より和食）
③超加工食品は控えめにする

それぞれについて、くわしくお話ししていきましょう。

①植物性食品（野菜、果物、豆類）をしっかりととる

アメリカの１０００人以上の患者さんを対象として、がん診断後の食事内容と生存率との関係を調査した研究によると、野菜（特に緑黄色野菜）、果物（特に皮付き）、豆類、精白していない穀物（全粒穀物）、乳製品、タンパク質（少量の肉、卵）、魚介類などを積極的にとっている患者さんは、死亡リスクが50％近くも低下していました。

また、大腸がん患者さんを対象とした研究によると、糖質を控えめにし、その分、植物性食品を多くとっていた患者さんは、大腸がんによる死亡率が約70％も低下していました。

これらの研究結果からも、がんの再発のリスクを減らして長生きするためには、野菜、果物、豆類などの植物性食品を多く摂取する食事スタイルがよいと考えられます。

②肉（赤肉・加工肉）よりも魚をとる（西洋食より和食）

がんの再発・死亡リスクを高める食事についての研究もあります。

西洋（欧米）スタイルの食事を多くとっている大腸がん患者さんは、手術後のがんの再発、および死亡リスクが2〜3倍も高くなることが明らかとなっています。

西洋（欧米）スタイルの食事とは、肉、脂肪、精白された穀物、デザートを多くとる食事のことです。動物実験では、がんの手術後に西洋食を摂取することが一部の腸内細菌の異常な増殖につながり、この細菌によって手術した部位のがん再発が促進されることが確認されています。

中でも加工肉（ベーコン、ソーセージ、ハムなど）や赤肉（牛肉、豚肉）を食べすぎると、がんによる死亡リスクが高くなるというデータがありますので、控えめにすべきであると考えられます。

一方で、新鮮な魚、魚の干物、海藻、漬物、豆腐や納豆などの大豆食品、そして、味噌汁に代表される典型的な和食スタイルの人は、がんになっても死亡率が低いことが報告されています。

これらの結果から、患者さんにとっては、西洋（欧米）スタイルの食事よりは和食、また、肉よりは魚を食べるほうが好ましいと結論できます。

③超加工食品は控えめにする

最近では、超加工食品とがんとの関係がクローズアップされてきました。

「超加工食品（ウルトラプロセスフード）」とは、つくる過程で、塩や砂糖などの調味料、体に悪いとされる脂（飽和脂肪酸やトランス脂肪酸）、保存料、防腐剤、色素・発色剤など多くの添加物を加えることによって、味や見た目をよくしたり、長期間常温で保存できるようにしたりした食品のことです。

菓子パン、調理パン、ドーナッツ、袋入りのスナック類（ポテトチップスなど）、砂糖を使った甘いデザート類、清涼飲料水（ソーダや砂糖入りのジュース）、加工肉を使ったハンバーガー、即席めんや即席スープといったインスタント食品、調理済みのレトルト食品や冷凍食品などです。

これらの食品は便利でおいしいのですが、多く摂取している人はがんを発症するリスクが高くなるという研究結果が出ています。

また、およそ２５００人の大腸がん患者さんのがん診断後の食事状況と死亡率との関係を解析したところ、超加工食品の摂取量が最も多いグループは、最も少ないグループに比べて、心血管病による死亡リスクが65％高くなっていました。

「がんが治る人」になるためにも、植物性食品が豊富な和食中心の食事をとり、肉や超加工食品は控えめにしましょう。

第5章

がんを治す人は、こうして「免疫力・腸内環境力」を高める

がんと闘う体のシステムである「免疫」はがん治療で、最も重要な役割を果たしています。どんなにいい治療を受けたとしても、患者さん自身の免疫力が弱まっていると、がんを克服することはできないでしょう。

免疫力は「腸内環境」の影響を受けています。腸内環境が整っている患者さんは免疫システムが活発に動きます。

免疫力・腸内環境力を高め、がん治療の効果を高めましょう。

がんが

治る人

がんに対する
免疫のはたらきが強い

治らない人

がんに対する
免疫のはたらきが弱い

私たちの体は約37兆個の細胞からできており、一部の細胞をのぞいてつねに分裂をくり返しています。細胞が分裂するときには、遺伝子が正しくコピーされ、引き継がれなければなりませんが、毎日、数千個の細胞によって遺伝子の変異とよばれる〝コピーミス〟が起こり、異常な細胞（異物）が生まれていると言われています。

コピーミスは誰の体でも起きるのですが、健康な人は、つねに体内をパトロールしている監視細胞が、異常な細胞を見つけて殺してくれているので、がんにならずに済んでいるのです。

つまり、がんは、細胞の増殖や死に関わる遺伝子に、このコピーミスが重なった結果、生まれた異常な細胞（異物）が監視から逃れて生き残り、増殖した後かたまりに成長したものなのです。

この異物（ここではがん）と闘う体のシステムを「免疫」とよびます。

がん細胞を監視し、排除する免疫のはたらきについて、簡単に解説していきましょう（167ページ図参照）。

がんを見つけたら、リンパ球の一種であるナチュラルキラー細胞（以下、NK細胞）が最初に攻撃を仕掛けます。NK細胞は、血液にのって全身をパトロールし、がん細胞を見つけては除去しています。

次に、弱ったがん細胞のまわりを抗原提示細胞とよばれるマクロファージや樹状細胞がとり囲み、がんの断片や目印（抗原）を見つけたら、捕獲します。

樹状細胞は、がん攻撃の司令塔としてはたらくヘルパーT細胞にがん細胞の特徴を知らせます。ヘルパーT細胞は、武器である抗体をつくるB細胞や、異物を排除する「殺し屋」のキラーT細胞（細胞傷害性T細胞）に命令し、がんを攻撃させます。

このように、初期はNK細胞、その後はT細胞など、様々な免疫細胞が協力し、がんの発生や進行を防いでいるのです。

ところが、何らかの原因によってこの免疫システムの機能が下がると、がんの

免疫システム

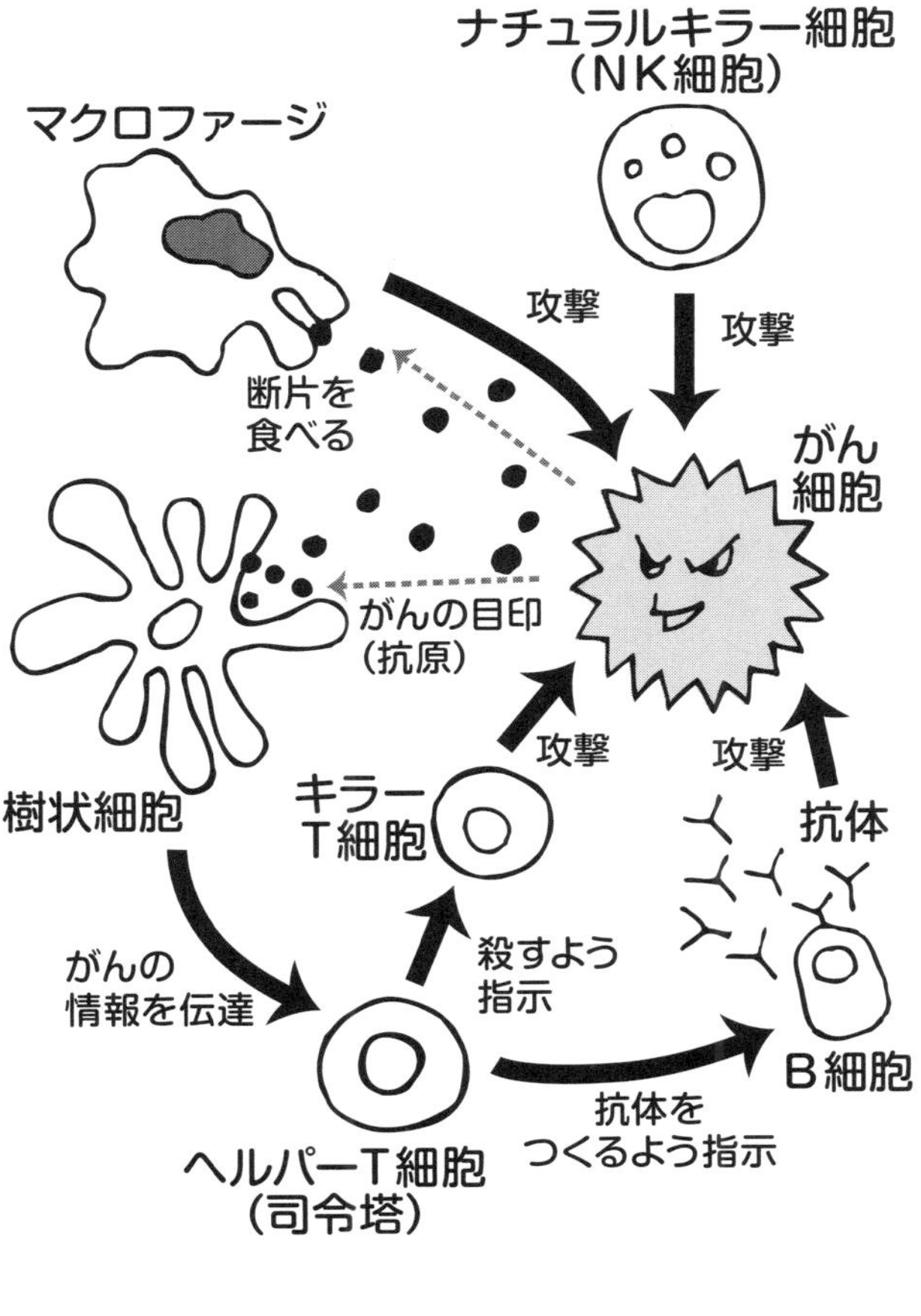
ナチュラルキラー細胞
（NK細胞）
マクロファージ
攻撃
攻撃
断片を
食べる
がん
細胞
がんの目印
（抗原）
樹状細胞
キラー
T細胞
攻撃
攻撃
抗体
がんの
情報を伝達
殺すよう
指示
B細胞
抗体を
つくるよう指示
ヘルパーT細胞
（司令塔）

発生を止められなかったり、がんを治療しても再発してしまったりすると考えられています。

免疫とがんとの密接な関係は様々な機関等で研究されています。その中から代表的な研究結果をいくつか紹介しましょう。

- **血液中のリンパ球のがん細胞を殺傷する能力（免疫活性）が高い人は、低い人に比べてがんを発症するリスクが低い**
- **切除したがんの組織中に、NK細胞やT細胞といった、免疫細胞が多く集まっている患者さんの全生存期間は長く、逆に少ない患者さんは全生存期間が短い**
- **血液中の免疫細胞の割合を調査したところ、免疫力が高いパターンのがん患者さんは、低いパターンの患者さんに比べ、抗がん剤治療による全生存期間が明らかに長い**
- **臓器移植を受けた患者さんは、免疫抑制薬というT細胞のはたらきを抑える薬を飲み続ける必要があるが、この患者さんにはがんの発生率が高い**

・エイズなど免疫不全をともなう病気の患者さんには、がん（肉腫《にくしゅ》など）が高い確率で発生する

免疫がいかにがんの発生や進行を食い止めるために重要なのかということに加え、免疫を高めることの必要性を実感していただけたのではないでしょうか。

✔免疫のブレーキをはずす「免疫チェックポイント阻害剤」

一方で免疫細胞が暴走し、見境なく、それこそよい細胞まで攻撃しないように、そのはたらきを抑制するシステムがあります。これを「免疫チェックポイント」とよびます。

がん細胞は、「免疫チェックポイント」をたくみに利用して免疫からの攻撃にブレーキをかけていますが、このブレーキを解除する薬が「免疫チェックポイント阻害剤」です。つまり、がんによる免疫細胞（T細胞）への抑制をはずし、が

んに対する攻撃力を高める、というまったく新しい薬なのです。

「オプジーボ」や「キイトルーダ」といった「免疫チェックポイント阻害剤」の登場により、がん治療における免疫の重要性が再びクローズアップされています。

これまでの免疫治療は、いかに免疫力を高めるか、つまり、「アクセルをふかす」ことで免疫のはたらきを加速することが目標でしたが、免疫チェックポイント阻害剤を使って、免疫の「ブレーキをはずす」ことでスピードを上げることができるようになりました。


免疫チェックポイント阻害剤の臨床試験では、これまで標準治療として使われていた抗がん剤の成績をはるかに上まわる治療成績を示したり、他の治療が効かなかった進行がんの患者さんの腫瘍が完全に消えたりという報告も出ています。

また、免疫治療はいったん効果が出ると、通常の抗がん剤治療と違い、比較的長期間にわたって効果が持続するという特徴があります。

すでに皮膚がん（メラノーマ）や肺がんをはじめ、多くのがんに対する効果が証明されており、ますます期待が高まっています。

このように、多くの研究結果から、免疫力は、がんの発生や進行を抑えるために必要不可欠であることが示されています。

もちろん、免疫のシステムは非常に複雑で、単純に免疫力を高めればがんが治るというものでもありません。しかし、多くの研究により、心のもち方、食事、運動などによって免疫力を高めることができ、がん治療をサポートできることが証明されているのです。

がんが

治る人

気持ちいいことや楽しいことで免疫力を高める

治らない人

ストレスで免疫力を下げる

がん患者さんの多くが、がんについて心配したり悩んだり、再発や死を恐れたりして、精神的なストレスを抱えています。

ストレスは、免疫力を低下させる原因になり、がん治療にとって大敵です。

ストレスを感じると、脳からの指令により、副腎皮質からコルチゾールといったホルモンが分泌されます。同時に、自律神経のうち交感神経系が優位になり、副腎髄質からアドレナリンやノルアドレナリンというホルモンが分泌されます。

これらの**ストレスで分泌されるホルモンは、免疫力（特にT細胞の機能）を低下させる**ことがわかっています。

その結果、がんを進行させると考えられています。

逆に、気持ちがいい、あるいは楽しいと感じたときには、内因性オピオイド（脳内麻薬）のβ-エンドルフィンが分泌されます。このβ-エンドルフィンが、NK細胞やT細胞の機能を高めることが研究で明らかになっています。つまり、気持ち（精神状態）によって免疫力が変化し、がんの治療にも影響する可能性があるのです。

✓楽観的な思考はがんの死亡率を下げる

イギリスでがん患者さんを対象に行われた、心理状態とがんの死亡率に関する大規模な調査によると、心理的苦痛が強い人は、心理的苦痛が弱い人と比べて、死亡率がおよそ30％も高くなっていました。

がんの部位（種類）別の解析では、肝臓がん（4・24倍）、白血病（3・86倍）、非ホジキンリンパ腫（3・14倍）、すい臓がん（2・76倍）、膀胱がん（2・69倍）、胃がん（2・67倍）、食道がん（2・59倍）、前立腺がん（2・42倍）などで、心理的苦痛によって死亡率の増加が著しいという結果でした。

逆に、心配や不安をあまり感じない、楽観的な思考であることは、がんの死亡率を低下させるというデータがあります。

様々な種類のがん患者さんを対象として、がんに対する考え方を、楽観的、現実的、および悲観的の3つのグループに分類し、全生存期間を比較した研究によると、楽観的な人は現実的な人にくらべ、死亡リスクが約30％低くなっていました。一方、悲観的な人は現実的な人にくらべ、死亡リスクが50％も高いという結果でした。

このように、がんを克服するためには、ストレスを減らし、楽観的になることが重要であることが示されています。私も多くのがん患者さんを担当してきましたが、**くよくよしない楽観的な人のほうが、がんを克服し、長生きする傾向にあると感じています。**

ですから、がんのことを心配したり、不安に思ったりする時間をできるだけ減らし、できるだけ気持ちのいいことや楽しいこと（趣味活動や旅行など）をするように心がけてください。

がんが

治る人

朝活をとり入れる

治らない人

朝はだらだらと何もせず過ごす

免疫力を高めるうえで、朝の過ごし方はとても大切です。朝はだらだらと何もせずに過ごしてしまうというがん患者さんには、早起きしてルーティンをこなす「朝活」をおすすめしています。私自身、1日のスタートを「朝活」で充実させると、その日は快適に楽しく過ごせると感じています。

『朝時間が自分に革命をおこす　人生を変えるモーニングメソッド』（大和書房）の著者であるハル・エルロッドさんは、20歳のときに、ひどい交通事故にあって心肺停止となりましたが、救急隊の蘇生と病院での入院治療、懸命のリハビリによって奇跡的に一命をとりとめました。その後、この本で紹介している朝活（モーニングメソッド）に出会って、仕事でもプライベートでも大成功するまでになったそうです。

ところが2016年、彼はがん（白血病）であると診断されます。しかも、悪性度が高く、医師から5年生存率は20～30％と告げられてしまいました。

彼は生きることをあきらめず、きつい抗がん剤治療を「モーニングメソッド」

でのりきり、現在も積極的に活動されています。

彼が著書で紹介しているモーニングメソッドを参考にさせていただいたうえで、私ががん患者さん向けにアレンジして作成した「朝活メソッド」がありますので、紹介します。６つの項目があり、全部を通しで行うと1時間くらいになります(目安の所要時間を記しておきますが、人それぞれ自分にとってよいタイミングで切り上げて構いません)。

①瞑想 ※所要時間 5分間

5分間、忙しいときには2、3分でいいので、目をつぶって、瞑想します。できれば早朝の静かな時間帯に行いましょう。

瞑想の仕方はいろいろありますが、おすすめは、**マインドフルネス瞑想**です。マインドフルネスとは、「今、この瞬間(ここ)」に注意を向けて、現実をあるがままに受け入れることをいいます。

がん患者さんは、個人差はあれど、再発の恐怖や不安、精神的ストレスを抱えていることでしょう。そういった感情を否定したり、無理に消そうとしたりするのではなく、そういう感情が「ある」という状態を、ありのまま受け入れ、そこから徐々に無の状態へと近づいていきます。

欧米では、以前から、がんにともなう身体的・精神的症状の改善や、生活の質を高める目的で、マインドフルネスの考え方がとり入れられてきました。実際に、マインドフルネス瞑想をベースにしたストレス軽減法によって、がん患者さんの不安やストレスが軽減し、生活の質が高まることが臨床試験で明らかになっています。聞くだけで瞑想できるCD付きの解説本などを活用してもよいでしょう。

②アファメーション ※所要時間 5分間

アファメーションとは、**肯定的な自己宣言のこと**です。

簡単に言うと、自分の願望や夢を声に出して唱えることで、潜在意識にそのイメージを植え付け、人生に望んでいることや好ましい変化を起こす方法です。

「仕事で成功したい」「お金持ちになりたい」「人間関係をよくしたい」「有名に

なりたい」など、いろいろな願望や夢を実現するために用いられています。

体と心の健康維持や病気の治癒にも応用できます。

「がんを治したい」「健康をとり戻したい」「元気に楽しく過ごしたい」など、様々な願望を実現するために活用することをおすすめします。

アファメーションを行う際は、以下のような言葉にして、くり返し声に出して読み上げてください。


「治療はきっとうまくいく」

「がんは私の体からどんどん消えつつある」

「生きていることはすばらしい」

「私はなんて幸せなんだろう」

「5年後、10年後は、もっともっと幸せになる」


非科学的と思われるかもしれませんが、自己暗示によって、病気が治癒した例も報告されています。試してみる価値はあると思います。

③イメージング ※所要時間 5分間

イメージングとは、具体的な行動や結果を心の中でイメージすることで、前向きな結果を導く方法です。

「治療がうまくいって、がんが治った自分」「がんを克服して、家族と楽しく暮らしている自分」「仕事をバリバリこなしている自分」「旅行している自分」「第2の人生を趣味に生きている自分」など、達成したい目的や手に入れたいもの、あるいはなりたい自分を、心の中でひたすら強く思い描いてください。

④読書 ※所要時間 15分間

読書は、ぜひ行ってほしい、続けてほしい「朝活」の1つです。

好きな分野の本でもいいのですが、ポジティブな気持ちになれる本をおすすめします。がんを克服した人の闘病記や、苦境をのりこえて成功した人の自伝でもいいでしょう。

⑤日記（日誌）　※所要時間　10分間

毎朝、その日の気持ち、体調、計画、不安なこと、感謝していること、かなえたい夢など、何でもいいので日記として書き留めておくことをおすすめします。思っていることを文字として書き出すことで、頭が整理されます。

さらに、日記を読み返すことで、つらかった日をのりこえてきたことを実感できたり、不安に思っていたことが杞憂だったことに気づいたりなど、多くの収穫があります。

⑥運動　※所要時間　20分間

第4章でも述べましたが、がん患者さんにとって、運動をするメリットはたくさんあります。

ウォーキングなどの有酸素運動や、スクワット（141ページ）などの筋トレ

（レジスタンス運動）をまずは10分からでもいいので、トライしてみてください。
ちなみに朝でなく、都合のよい時間帯に運動をしてもいいのですが、「朝活」に運動を組み込むと、毎日の習慣になって続けることができるので、おすすめです。

瞑想、アファメーション、イメージング、読書、日記、そして、**運動。**
この「朝活メソッド」を使って、今日もすてきな1日を過ごしてください。

がんが

治らない人

自分を甘やかす

治る人

自分を大事にする

日々の生活でも、免疫力を高めることができます。

①規則正しい生活

まずは、早寝早起きを心がけましょう。

睡眠時間は7~8時間が理想的です（長すぎるのもよくありません）。

大腸がん患者さんを対象とした研究によると、睡眠時間が5時間未満であった人は、大腸がんによる死亡率が54%も上昇していたといいます。

夜更かしや睡眠不足が続くと免疫のはたらきが低下し、体内時計が乱れると、がんを抑える作用があるメラトニンというホルモンの分泌が低下します。

また、**長時間（2時間以上）の昼寝は、がん死亡のリスクを高める**ことが報告されています。昼寝の時間は30分以内にとどめましょう。

②できるだけ暖かくして過ごす

一般的に、がんは低温を好むといいます。低温の環境のほうが、がん細胞が活発に増殖したり転移したりしやすくなる、ということです。

暖かい地域に住んでいるがん患者さんのほうが、寒い地域に住んでいるがん患者さんより、死亡率が低かったという調査結果も出ています。

また、体温が下がると免疫活性が低下するというデータもあります。

エアコンの温度は高めに設定し、夏でもクーラーの効いたところにいるときは、上着をつねに用意しておき、肌寒いと感じたらすぐに羽織る習慣をつけましょう。

汗をかいたらすぐにタオルでふきとり、体温が下がりすぎるのを防ぎます。

お風呂では、少し熱めのお湯にゆっくり浸かってください。岩盤浴やサウナで体を温め、汗を流すのもおすすめです。水分補給は忘れずにしてください。

冷たい飲みものはできるだけ避け、常温や温かい飲みものをとりましょう。

③バランスのとれた食事をする

免疫力を高めるためには、栄養バランスのとれた食事をとる必要があります。
タンパク質は、免疫細胞や免疫グロブリン（抗体）の主原料になるため、不足

免疫力を高める食べもの

キノコ類	**β－グルカン** しいたけ、 まいたけ、 エリンギ　など
海藻類	**フコイダン** 昆布、 わかめ、 もずく　など
野菜類	**スルフォラファン** キャベツ、 ブロッコリースプラウト、 ブロッコリー　など
ベリー類	**アントシアニン** アサイー、 ブラックベリー　など
その他	**クルクミン** ウコン **フラボノイド** プロポリス

すると免疫力が低下します。

また、ミネラル、特に**亜鉛が重要**です。亜鉛が足りなくなると、T細胞などの免疫細胞のはたらきが落ち、免疫力が下がることが明らかになっています。

食べもの（あるいはその成分）の中には、免疫力を高める作用が報告されているものがあります。187ページに代表的なものを挙げているので、これらの食材を日々のメニューに上手にとり入れていきましょう。

④「笑い」をとり入れる

より簡単に免疫力を高める方法として、「笑い」があります。

古くより、笑いによって病気が治癒することが、経験的に知られていましたし、実際の研究でも、笑うことで心理的ストレスが減少し、自然免疫力が高まることが証明されています。

41名の胃がん・大腸がんの患者さんを対象に、「**笑い治療（laughter therapy）**」の効果を調査したところ、「笑い治療」を受けると免疫力の低下が防げることが証明されました。

２０１５年には、世界的に権威のあるがんに関する雑誌『The Lancet Oncology』に「笑いは治療のベストの方法（Laughter is the best form of therapy）」というタイトルの記事が紹介されています。

コメディー映画やドラマ、漫才、コント、落語、動画サイトの視聴など、何でもいいので、１日１回はお腹を抱えて笑う習慣をつくりましょう。

⑤自然（森林）の中へ出かける

森林浴をすると、森林から放出されるフィトンチッド（樹木などが発散する物質）およびリラックス効果により、ＮＫ細胞の数および活性が高まるという研究結果も出ています。天気のいい日は自然の中へ出かけましょう。

このように、日々の生活おいて自分を大事にすることで免疫力が高まり、がんの治療によい影響を与えるでしょう。

がんが

治る人

腸内環境が整っている

治らない人

腸内環境が乱れている

最近の研究により、がんの治療に、腸内環境（腸内細菌のバランス）が重要な役割を果たしていることがわかってきました。

一部の悪玉菌が増えているがん患者さんでは、治療が効かなくなること、腸内細菌の種類が豊富で全体のバランスがよい患者さんでは、同じ治療を受けたとしても、バランスが悪い患者さんより効果が高まり、全生存期間が長くなる（つまり、長生きする）ことなど、腸内環境とがんとの密接な関係を示す研究データが次々に報告されています。

がんの治療に腸内環境が影響する理由としては、腸内環境が乱れると免疫システムの動きが弱ったり、体の中に炎症が引き起こされたり、あるいは、筋肉量が減少したりすることで、がんが進行しやすくなることが考えられています。

がんを克服するためには、腸内環境を整えること、つまり「腸活」が重要です。

腸内環境を整えるためには、次の2種類の食品群をとることが推奨されています。

①プロバイオティクス

乳酸菌やビフィズス菌などの善玉菌です。

ヨーグルト、チーズ、納豆、味噌、キムチ、ぬか漬け、ピクルス、甘酒などの食品から摂取することができます。

②プレバイオティクス

オリゴ糖や食物繊維です。これらの成分は善玉菌のエサになります。

野菜（ごぼう、かぼちゃ、ブロッコリーなど）、フルーツ（バナナ、キウイ、アボカドなど）、豆類（グリーンピース、枝豆など）、いも類（里いも、さつまいもなど）、きのこ類（きくらげ、しいたけなど）、海藻類（ひじき、わかめなど）などに多く含まれています。

これらの食品を意識して摂取することで、腸内環境を整えることができ、ひいてはがん治療の成功につながります。

ちなみに、腸内環境が好ましい状態であるかどうかを知る最も簡単な方法は、便を観察することです。腸内環境が整っていると便の色は黄色か黄褐色で、臭くはなく、かたちはやや硬めから柔らかいバナナ状になります。

一方で、黒っぽく悪臭がある軟便や下痢便は、腸内環境が悪化している状態です。

腸内細菌を味方につけて、がん治療をのりきりましょう。

がんが

治る人

治療中こそ活動的になる

治らない人

治療中だからと安静にしている

がんになると、不調が生じてしまうこともあり、体を動かすことが減ってしまいます。特に抗がん剤を使った治療中には、薬の副作用で日常生活すらおっくうになることもあるでしょう。

しかし、じっとしていることはがんを進行させ死亡リスクを増やすことになり、逆に、活動的に生活することは、生存率を上げることがわかっています。

「病気のときは安静にしましょう」と言われた経験がある人もいらっしゃるでしょうが、がんの場合には当てはまりません。

たとえば、大腸がんの生存者についての大規模な研究の結果によると、診断後に活発に体を動かすと、がんの再発率、大腸がんによる死亡率、および全体の死亡率が、それぞれ50％も下がることがわかりました。

乳がん患者さんについてのメタ解析（複数の研究の結果を統合し、分析したもの）によると、がん診断後に活発に体を動かすことで、乳がんの再発率を24％、全体の死亡率を41％も減少させることがわかったのです。

この他にも、適度な運動が前立腺がん、卵巣がん患者さんの再発リスクを減らし、全生存期間を延ばすことが示されています。また、がんの種類によらず、運動は再発を防ぎ、死亡率を低下させるという多くの研究結果があります。

体を動かすことががんの進行を抑え、死亡率を低下させるという明確な理由はわかっていませんが、次のようなことが考えられます。

- 炎症が抑えられる（炎症はがんを進行させる）
- 活性酸素によるストレスを減らせる
- インスリン抵抗性を改善し、血糖値を下げる（高血糖状態はがんを進行させる）
- 高血圧など他の生活習慣病に対する予防・治療効果がある
- 免疫力が高まる

最近の研究では、運動によるがん予防・治療効果については、免疫、特にＮＫ細胞が関与していることがわかってきました。

運動すると、血液中にNK細胞やT細胞といった、免疫細胞が動員されます。また、運動すると筋肉から分泌される「マイオカイン」という物質が、NK細胞の活性を高めることもわかっています。つまり、がんを監視して攻撃する兵隊の数が増え、その機能が高まるのです。

さらに、一般的にがんは血液の流れが乏しいのが特徴ですが、運動によってがんへの血流がよくなり、血液中をパトロールしているより多くの免疫細胞が到達すると言われています。

このように、運動は様々なメカニズムによって免疫力を高め、がんの再発、転移、進行を防いでくれる頼もしいセルフケアなのです。

ですから、がん患者さんは、できるだけ体を動かしましょう。家事やガーデニングなども体を動かすことにつながります。一番のおすすめは、手軽に始められるウォーキングです。1日25～30分間を、毎日続けましょう。景色を見ながらの散歩は気分転換にもなりますし、ストレス発散にもなります。

がんが

治る人

前向きな気持ちで免疫力を高める

治らない人

あきらめることで免疫力を下げる

最後に、少しスピリチュアルなお話をしましょう。

「がん闘病」という言葉が使われるように、末期がんから生還した人は、がんと「闘う」という姿勢を貫いた、という話を聞くことがあります。

がん患者さんにとって、「絶対に自分でがんを治す」という気持ちをもつことは大切です。ですが、人によっては「がんと闘う」という気持ちよりも、がんを受け入れて「前向きに生きる」ことのほうが、より効果的な場合もあるようです。

「前向きに生きる」とは、ストレスや恐れ、怒り、後悔、悲しみといったネガティブな感情を手放し、幸せ、喜び、愛といったポジティブな感情を日々感じるように努力することです。

これが、気持ちの問題だけでなく、とても重要な体の変化をもたらすのです。

『がんが自然に治る生き方』の著者ケリー・ターナー博士によると、愛や喜び、幸福を感じると、脳内から体を治癒させる様々なホルモン（たとえばセロトニンなど）が大量に血中へと放出され、細胞に次のような指令を出すといいます。

・血圧や心拍数、コルチゾール（ストレスホルモン）の分泌を下げる
・血流をよくする
・呼吸を深くして、細胞に酸素をいきわたらせる
・食べたものをゆっくり消化し、栄養の吸収をよくする
・白血球と赤血球の活動を促し、がん細胞と闘う免疫システムを強化する
・感染のない状態にする
・免疫細胞が、がん細胞の有無を精査して、あればとりのぞく

つまり、「前向きな感情」をもつことで、ホルモンのバランスがよくなり、免疫力が高まった結果、がん細胞を排除することができるとしています。

また、「がんに対する怒り」といった攻撃的な気持ちは、自律神経系ホルモンであるアドレナリンの分泌を促します。

このアドレナリンが、がんの進行を早めるという実験結果が報告されています。

もちろん、いろいろな考え方があります。

「がんと闘う」ことを目標にすることで、治療をがんばれる人はそれでいいでしょう。

「がんと闘う」というのが腑に落ちない人は、「前向きに生きる」ことを試してみてはいかがでしょうか？

がんの治療中には、再発や転移といった思わぬ宣告で落ち込むことがあるでしょう。

しかし、あきらめる必要はありません。

再発や転移したがんであっても、手術や放射線治療が有効な場合もありますし、がん細胞をピンポイントで攻撃する、より効果の高い抗がん剤（分子標的薬）も出てきました。

免疫チェックポイント阻害剤の適応となるがんも増えています。さらに、がん細胞の遺伝情報（ゲノム）を解析して、がんのゲノムの変化に対応した有効な治療法を選択する「がんゲノム医療」など、新しい治療法が次々と臨床に導入されています。

たとえ、現状では打つ手がない再発や転移したがんに対しても、明日には画期的な治療法が使えるかもしれないのです。

あるいは、今まで以上にセルフケアを充実させることで、がんと上手につきあっていくことができるのです。


がんの治療で最も危険なのは、あきらめ、絶望、そして無力感です。

これらの感情はがん患者さんの免疫力を低下させることが、多くの研究から明らかとなっています。

どんなことがあっても、絶対に希望を捨てないで、「前向きな気持ち」をもち続けてほしいと思います。

～参考文献～

『自動的に夢がかなっていく ブレイン・プログラミング』
アラン・ピーズ／バーバラ・ピーズ（サンマーク出版）

『あなたの潜在能力を引き出す 20 の原則』
ジャック・キャンフィールド／ケント・ヒーリー（ディスカヴァー・トゥエンティワン）

『闘病記専門書店の店主が、がんになって考えたこと』
星野史雄（産経新聞出版）

『がんが自然に治る生き方　余命宣告から「劇的な寛解」に至った人たちが実践している９つのこと』 ケリー・ターナー（プレジデント社）

『５度のがんを生き延びる技術　がん闘病はメンタルが９割』
高山知朗（幻冬舎）

『がんステージⅣ克服　「転移」「再発」「余命告知」からの回復記録』
杉浦貴之（ユサブル）

『奇跡的治癒とはなにか　外科医が学んだ生還者たちの難病克服の秘訣』 バーニー・シーゲル（日本教文社）

『朝時間が自分に革命をおこす 人生を変えるモーニングメソッド』
ハル・エルロッド（大和書房）

『がんに効く生活　克服した医師の自分でできる「統合医療」』
ダヴィド・S・シュレベール（NHK出版）

『身近な人ががんになったときに役立つ知識 76』
内野三菜子（ダイヤモンド社）

『大学教授がガンになってわかったこと』 山口仲美（幻冬舎）

『37 の病院・医師をまわり 僕はがんを治した』
福島正伸（WAVE出版）

『がんでも長生き 心のメソッド』 今渕恵子／保坂隆（マガジンハウス）

『国立がん研究センターのこころと苦痛の本』
清水研／里見絵理子／若尾文彦（小学館クリエイティブ）

『「がん」では死なない「がん患者」　栄養障害が寿命を縮める』
東口高志（光文社）

『これで分かる！「がん免疫」の真実 初歩から上級まで、メカニズムをすっきり解説』 森崎隆（現代書林）

おわりに

今や「2人に1人はがんになる」時代です。

がんは、高血圧や糖尿病などの生活習慣病と同じように、とても身近な病気となりました。

いつ、あなたや大切な家族が、がんになってもおかしくないということでもあります。

6年前に、本書の旧版を出版したところ、多くの患者さんやご家族から「役に立った」「希望をもらえた」「がんとうまく向き合い、自分らしく過ごせるようになった」といったうれしいご感想や感謝のお言葉をいただきました。

今なお、問い合わせも来ていると、出版社の人からもお話を聞き、本当にありがたいことです。

ところがその一方で、次のような患者さんと出会うことがいまだに多いのも実状です。

・がん告知の落ち込みから立ち直れず、まともな治療も受けられずに亡くなってしまう患者さん
・治療経過に一喜一憂するあまり、精神的ストレスでがんが進行してしまう患者さん
・がんの情報選択を誤り、あやしげな民間療法にだまされて後悔する患者さん
・主治医とのコミュニケーションがうまくいかずに希望の治療が受けられない患者さん
・筋肉・筋力が減ってしまい、治療の副作用や合併症に苦しむ患者さん
・免疫力が低下し、せっかくの治療が効かなくなってしまう患者さん

こうした人々にお役立ていただくべく、今の時代にあった「がんとの向き合い方」をあらためてまとめ、【新版】として本書を出版できることになったのは、

とてもうれしいことです。

これまで、突然のがん告知に直面したときに、どうやってがんと向き合っていくか、そしてがんを克服するために何が必要かについて、具体的な方法論はあまり語られることはありませんでした。

特に、みなさんが最も知りたいであろう「がんが治る人の共通点」についての情報はほとんどありません。

そこで、**【新版】**となる本書では、よりくわしく「がんが治る人」「がんが治らない人」の違いについてご紹介するとともに、最新の情報を盛り込みました。

がんを克服するためには、本書で紹介した**「受け入れ力・鈍感力」「情報選択力」「コミュニケーション力」「体力・筋力」**そして**「免疫力・腸内環境力」**という、5つの患者力（がんを生き抜くための力）をバランスよく身につけることが重要です。

実は、この5つの力は、がん患者さんに限らず、すべての人が病気を克服し、いつまでも健康で長生きするために必要なものでもあります。

最初からこれらすべての力が十分に備わった人はいません。

でも、誰もが身につけることができる力です。

大切なのは、自分に足りない力に気づき、日々の生活で高める努力をすることです。

そのうち、気づいたときにはがんに振り回されなくなっていることでしょう。

がんの告知を受けて途方に暮れている患者さん、そしてまわりの方々が、本書を参考にしてがんを克服し、明るい未来を勝ちとってくださることを願ってやみません。

佐藤典宏

著者紹介

佐藤典宏（さとう・のりひろ）

がん専門医、医学博士

帝京大学 福岡医療技術学部 医療技術学科　教授

福岡県生まれ。九州大学医学部卒。2001年から米国ジョンズ・ホプキンズ大学医学部に留学し、多くの研究論文を発表。1000例以上の外科手術を経験し、日本外科学会専門医・指導医、がん治療認定医の資格を取得。がんに関する情報を提供するため、YouTube「がん情報チャンネル・外科医 佐藤のりひろ」を開設、登録者約18万人（2024年12月時点）。2023年4月、がん患者さんの悩みや質問に個別に答える「がん相談サロン」をスタート。『専門医が教える最強のがん克服大全』（KADOKAWA）、『がんにも勝てる長生きスープ』（主婦と生活社）など著書多数。

新版《しんぱん》　手術件数《しゅじゅつけんすう》1000超《ちょう》 専門医《せんもんい》が教《おし》える
がんが治《なお》る人《ひと》、治《なお》らない人《ひと》

〈検印省略〉

2025年　1　月　17　日　第　1　刷発行

著　者——佐藤 典宏（さとう・のりひろ）

発行者——田賀井 弘毅

発行所——株式会社あさ出版

〒171-0022　東京都豊島区南池袋 2-9-9 第一池袋ホワイトビル 6F

電　話　03 (3983) 3225（販売）

　　　　03 (3983) 3227（編集）

F A X　03 (3983) 3226

U R L　http://www.asa21.com/

E-mail　info@asa21.com

印刷・製本　(株) シナノ

note　http://note.com/asapublishing/

facebook　http://www.facebook.com/asapublishing

X　https://x.com/asapublishing

ISBN978-4-86667-735-4 C0030